"健康中国·你我同行"
科普读物

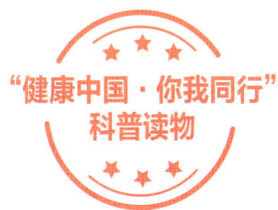

控糖
生活指南

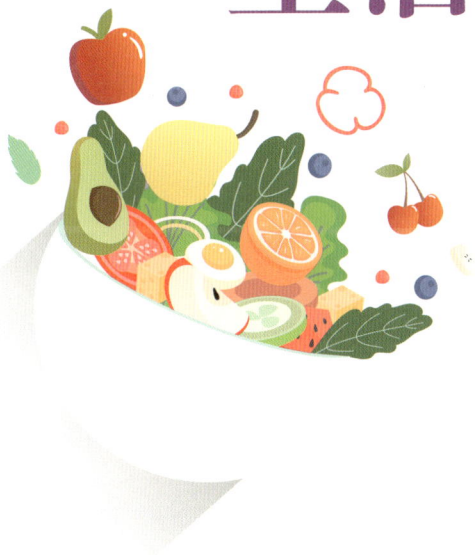

国家卫生健康委宣传司 组织编写

贾伟平 郭立新 主 编

人民卫生出版社
·北京·

图书在版编目（CIP）数据

控糖生活指南 / 国家卫生健康委宣传司组织编写 ；
贾伟平，郭立新主编. -- 北京 ： 人民卫生出版社，
2025. 6. -- ISBN 978-7-117-38164-2

Ⅰ. R587. 1-62

中国国家版本馆 CIP 数据核字第 2025XB5582 号

控糖生活指南
Kongtang Shenghuo Zhinan

策划编辑	庞　静　李元宏　　责任编辑　李元宏
数字编辑	闫　瑾
书籍设计	尹　岩　梧桐影
组织编写	国家卫生健康委宣传司
主　　编	贾伟平　郭立新
出版发行	人民卫生出版社（中继线 010-59780011）
地　　址	北京市朝阳区潘家园南里 19 号
邮　　编	100021
E － mail	pmph @ pmph.com
购书热线	010-59787592　010-59787584　010-65264830
印　　刷	北京华联印刷有限公司
经　　销	新华书店
开　　本	710×1000　1/16　　印张:16
字　　数	178 千字
版　　次	2025 年 6 月第 1 版
印　　次	2025 年 8 月第 1 次印刷
标准书号	ISBN 978-7-117-38164-2
定　　价	75.00 元

打击盗版举报电话　010-59787491　　E- mail　WQ @ pmph.com
质量问题联系电话　010-59787234　　E- mail　zhiliang @ pmph.com
数字融合服务电话　4001118166　　　E- mail　zengzhi @ pmph.com

编写委员会

主　编　贾伟平　郭立新

副主编　于浩泳　潘　琦

编　委（以姓氏笔画为序）

丁大法　于　珮　于浩泳　王　椿　王宁荐　权金星
朱　虹　任路平　刘风静　刘烈华　刘喆隆　李　玲
李晓牧　杨　雁　杨国庆　沈喜妹　张育仁　张朝云
张新菊　林夏鸿　周　健　赵晓龙　胡　吉　胡　承
侯新国　贾伟平　高　凌　郭立新　曹艳丽　鹿　斌
蒋　升　韩峻峰　游　娜　蒙绪标　臧　丽　潘　琦

编写秘书　陈　思　于冬妮

审稿专家（以姓氏笔画为序）

冯　波　苏　青　鲁　瑾

　　党的二十大报告指出，把保障人民健康放在优先发展的战略位置，完善人民健康促进政策。习近平总书记强调，健康是幸福生活最重要的指标，健康是1，其他是后面的0，没有1，更多的0也没有意义。

　　普及健康知识，提高健康素养，是实践证明的通往健康的一条经济、有效路径。国家卫生健康委宣传司、人民卫生出版社策划出版"健康中国·你我同行"系列科普读物，初心于此。

　　系列科普读物的主题最大程度覆盖人们最为关心的健康话题。比如，涵盖从婴幼儿到耄耋老人的全人群全生命周期，从生活方式、心理健康、环境健康等角度综合考虑健康影响因素，既聚焦心脑血管疾病、癌症、慢性呼吸系统疾病、糖尿病、传染病等危害大、流行广的疾病，也兼顾罕见病人群福祉等。

　　系列科普读物的编者是来自各个领域的权威专家。他们基于多年的实践和科研经验，精心策划、选取了广大群众最应该知道的、最想知道的、容易误解的健康知识和最应掌握的基本健康技能，编撰成册，兼顾和保证了图书的权威性、科学性、知识性和实用性。

　　系列科普读物的策划也见多处巧思。比如，在每册书的具体表现形式上进行了创新和突破，设置了"案例""小课堂""知识扩展""误区解读""小故事""健康知识小擂台"等模块，既便于读者查阅，也增加了读者的代入感和阅读的趣味性及互动性。除了图文，还辅以视频生动展示。每一章后附二维码，读者可以扫描获取自测题和答案解析，检验自己健康知识的掌握程度。此外，系列科普读物作为国家健康科普资源库的重要内容，还可以供各级各类健康科普竞赛活动使用。

每个人是自己健康的第一责任人。我们希望，本系列科普读物能够帮助更多的人承担起这份责任，成为广大群众遇到健康问题时最信赖的工具书，成为万千家庭的健康实用宝典，也希望携手社会各界共同引领健康新风尚。

更多该系列科普读物还在陆续出版中。我们衷心感谢大力支持编写工作的各位专家！期待越来越多的卫生健康工作者加入健康科普事业中来。

"健康中国·你我同行"！

专家指导委员会

2023 年 2 月

糖尿病已成为 21 世纪全球公共卫生的重大挑战之一。据 2025 年国际糖尿病联盟（IDF）最新数据，全球成人糖尿病患者人数已高达 5.89 亿；《中国居民营养与慢性病状况报告（2020 年）》显示，我国成人糖尿病患病人数已达 1.25 亿。糖尿病不仅给患者带来沉重的健康和经济负担，其并发症更会严重影响生活质量，甚至威胁生命。糖尿病是一种可防可控的疾病——通过科学的知识普及、有效的自我管理和医患的共同努力，患者是能够实现与疾病的"和平共处"的，并享有与健康人群基本同等的生活质量。民众主动健康理念的提升和健康行为习惯的养成，对于预防糖尿病和改善糖尿病患者的生活质量极有益处。

今天，我们把《控糖生活指南》呈现在您的面前。本书从患者及其家人的角度出发，以通俗易懂的语言，系统性地梳理了糖尿病及其并发症防控的核心知识。作为从事内分泌代谢疾病临床与科研工作多年的医生，我们深刻体会到，患者对于糖尿病相关知识的了解程度直接影响糖尿病的管理成效。而本书有别于其他同类书籍的一点是它既涵盖了专业的医学知识，又提供了切实可行的生活指导，堪称糖尿病患者及其家庭的"健康工具箱"。

全书共八个章节，聚焦五个重点，内容环环相扣，构建了较为完整的糖尿病管理知识体系：

·疾病认知（糖尿病分型和遗传、急慢性并发症）以权威数据破除常见误区，帮助读者建立科学认知；

·生活干预（四季三餐、运动指导）结合中国人的饮食运动习惯，提供个性化方案；

·医疗管理（用药选择、血糖监测）详解最新临床指南，指导合理治疗；

·人文关怀（心理支持和家庭护理）关注常被忽视的心理社会需求；

·前沿展望（治疗新技术）则展现了代谢手术、内镜下治疗等突破性进展。

"医学专业性"与"生活实用性"的有机衔接，突出了科普性和实用性，使得本书不仅可作为基层医护人员的工具书，也是糖友日常生活的"贴心顾问"。

在多年的医疗工作中，我们常对患者说："糖尿病管理的最高境界是让控糖成为生活的一部分，而非生活的负担。"相信这本《控糖生活指南》，能帮助每一位读者找到属于自己的"甜蜜平衡点"。祝愿所有糖友都能拥有"一样的梦想，一样的精彩"，拥抱充满活力的美好人生。

贾伟平　郭立新

2025 年 5 月

糖尿病分型和遗传

糖尿病危害大

糖尿病患者的四季三餐

糖尿病患者怎么动

糖尿病患者的用药选择

家庭血糖监测

糖尿病心理支持和家庭护理

糖尿病治疗新技术

糖尿病分型和遗传

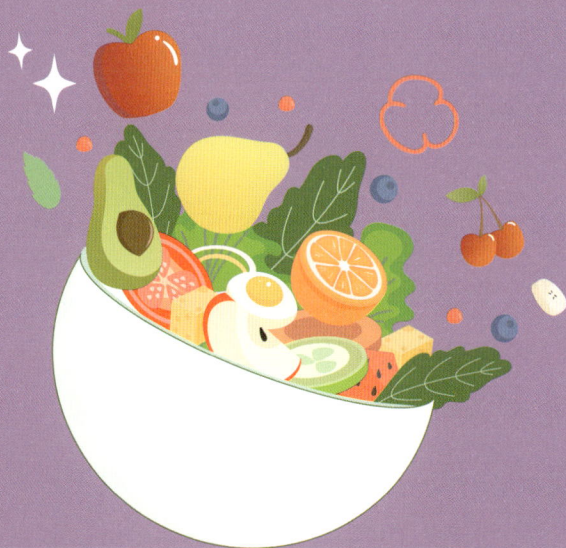

糖尿病家族史≠非得不可

小张的妈妈今年 60 岁，最近查出患有 2 型糖尿病，她听人说糖尿病会遗传，担心自己儿子、孙子也会得糖尿病，于是催着小张去医院检查。小张很纠结也很疑惑，母亲的糖尿病真的会遗传给自己和孩子吗？

💡 小课堂

1. 什么是糖尿病家族史

糖尿病家族史指亲属中发现明确诊断的糖尿病患者。糖尿病家族史可增加糖尿病的发病风险，且发病风险随着家族中糖尿病患者的增加而升高。一级亲属糖尿病史，指异卵双生同胞、父母、子女中至少有 1 人明确诊断为糖尿病。二级亲属糖尿病史，指祖父母、外祖父母、叔父、伯父、舅父、姨妈、姑妈、侄子、侄女、孙辈中至少有 1 人明确诊断为糖尿病。

2. 糖尿病的高危家族史有哪些

糖尿病的高危家族史包括：有至少 2 名患有糖尿病的一级亲属；至少 1 名患有糖尿病的一级亲属和 2 名患有糖尿病的二级亲属；或者至少 3 名患有糖尿病的二级亲属。

注意：有血缘关系的才是遗传学意义上的亲属。一级、二级、三级亲属之间的基因相似性是依次递减的。一级亲属包括父母、子女和兄弟姐妹，二级亲属包括祖父母、外祖父母、叔父、伯父、舅父、姨妈、姑妈、侄子、侄女、孙辈等，三级亲属包括曾祖父母、曾孙、堂兄弟姐妹等。

知识扩展

糖尿病是遗传病吗

糖尿病包括 2 型糖尿病、1 型糖尿病、妊娠糖尿病和特殊类型糖尿病。其中，2 型糖尿病、1 型糖尿病和妊娠糖尿病是遗传和环境因素相互作用共同参与的复杂疾病，机制较为复杂，遗传并不能决定发病，所以上述糖尿病患者不能直接遗传给后代，但当家族中有人患上述糖尿病时，后代的患病风险增加。

而由单个基因突变所致的特殊类型糖尿病是可以遗传的，比如青少年中的成年发病型糖尿病（MODY）、线粒体糖尿病等，患者所携带的致病基因如果遗传给后代，后代就会患病。

✕ 误区解读

1. 有糖尿病家族史，就一定会得糖尿病

不一定。通常情况下，遗传因素决定个体对糖尿病的易感性，有糖尿病家族史的人比没有家族史的人更容易患糖尿病。但环境也是影响糖尿病发病的重要因素，有糖尿病家族史的人，通过科学的生活方式干预，可以有效延缓糖尿病的发生、发展，甚至有可能避免患糖尿病。另外，有些特殊类型的糖尿病由单个基因突变所致，如致病基因遗传给后代即可发病，没有遗传到致病基因的后代则不发病。

2. 没有糖尿病家族史，就一定不会得糖尿病

不一定。糖尿病通常是遗传因素和环境因素共同作用引起的。除遗传因素外，年龄 ≥ 40 岁、肥胖、缺乏体力活动、有糖尿病前期或妊娠糖尿病病史、存在黑棘皮病或多囊卵巢综合征等其他胰岛素抵抗的相关临床综合征、长期接受抗精神病或抗抑郁药物治疗、有类固醇类药物使用史等均是糖尿病发病的危险因素。存在以上糖尿病危险因素者，如不进行生活方式管理，即使没有糖尿病家族史，也可能会得糖尿病。另外，有些糖尿病是由自身新发的基因突变所致，在没有家族史的情况下也可发病。

糖尿病防治知多少

小王今年 40 岁，因为父亲患有糖尿病，尽管他每年积极参加单位的体检，但是仍旧很担忧，怕自己也得糖尿病。他问医生：有什么办法能够避免将来也患糖尿病吗？能不能提前吃点药预防一下？

小课堂

1. 糖尿病可以预防吗

可以。糖尿病是遗传因素和环境因素共同作用的复杂慢性疾病。虽然遗传因素对糖尿病的发生发展起着重要作用，但是环境因素的影响也不容忽视。对糖尿病风险人群进行定期筛查、生活方式干预，以及对部分人群给予药物干预（如二甲双胍、阿卡波糖），

均有助于预防糖尿病。

2. 怎么做可以预防糖尿病

糖尿病的预防主要包括生活方式干预和药物干预。中国"大庆研究"显示，通过增加蔬菜摄入量、减少酒精和糖的摄入、鼓励超重或肥胖者减轻体重、增加日常活动量（每天进行至少 20 分钟的中等强度活动）等生活方式干预 6 年，可以使糖耐量减低人群未来30 年进展为糖尿病的累计发生风险下降 39%、发病中位时间推迟3.96 年。所以，对于有糖尿病家族史或存在超重 / 肥胖、脂代谢紊乱、非酒精性脂肪肝等表现的这一类糖尿病高危人群，通过调整饮食结构、控制体重、进行中等强度的体力活动，有助于延缓糖尿病的发生和发展；但是生活方式干预不能百分之百避免糖尿病，仍须定期监测血糖，如有异常，及时就医。

对于糖尿病前期的患者，除了生活方式干预外，部分降糖药物如二甲双胍、阿卡波糖、胰高血糖素样肽 -1（GLP-1）受体激动剂以及减肥药物奥利司他等也可降低糖尿病的发生风险。但是，应用药物预防糖尿病须前往正规医院完善检查后，在医生的指导下进行。

3. 什么是 2 型糖尿病防治中的三级预防目标

2 型糖尿病一级预防在于防未病，目标是控制危险因素，预防 2 型糖尿病的发生；二级预防的目标是早发现、早诊断、早治疗，在已确诊的 2 型糖尿病患者中预防糖尿病并发症的发生；三级预防的目标是延

预防糖尿病

缓已存在的糖尿病并发症的进展、降低致残率和死亡率，改善患者的生存质量。

知识扩展

1. 哪些人群属于糖尿病高危人群

根据《中国糖尿病防治指南（2024 版）》，成人糖尿病高危人群包括：①有糖尿病前期史；②年龄 ≥ 35 岁；③体重指数（BMI）≥ 24 千克 / 米^2 和 / 或中心型肥胖（男性腰围 ≥ 90 厘米，女性腰围 ≥ 85 厘米）；④一级亲属有糖尿病史；⑤缺乏体力活动者；⑥有巨大儿分娩史或有妊娠糖尿病（GDM）病史；⑦有多囊卵巢综合征（PCOS）病史；⑧有黑棘皮病者；⑨有高血压史，或正在接受降压治疗者；⑩高密度脂蛋白胆固醇 < 0.90 毫摩尔 / 升和 / 或甘油三酯 > 2.22 毫摩尔 / 升，或正在接受调脂药治疗者；⑪有动脉粥样硬化性心血管疾病（ASCVD）史；⑫有代谢相关脂肪性肝病（MASLD）者；⑬有胰腺炎病史；⑭接受抗病毒治疗的获得性免疫缺陷综合征（AIDS）患者；⑮有类固醇类药物使用史；⑯长期接受抗精神病药物或抗抑郁症药物治疗；⑰中国糖尿病风险评分总分 ≥ 25 分。

儿童和青少年糖尿病高危人群包括：BMI ≥ 相应年龄、性别的第 85 百分位数，且合并以下 3 项危险因素中至少 1 项，即母亲妊娠时有糖尿病（包括妊娠糖尿病）；一级亲属或二级亲属有糖尿病史；存在与胰岛素抵抗相关的临床状态（如黑棘皮病、多囊卵巢综合征、高血压、血脂异常）。

2. 什么是糖尿病前期

糖尿病前期包括空腹血糖受损和糖耐量减低，其中，空腹血糖受损是指静脉空腹血糖处于 6.1 ~ 6.9 毫摩尔 / 升，同时糖负荷后 2 小时血糖低于 7.8 毫摩尔 / 升；糖耐量减低是指静脉空腹血糖小于

6.1 毫摩尔 / 升，但糖负荷后 2 小时血糖处于 7.8～11.0 毫摩尔 / 升。糖尿病前期积极进行生活方式干预，仍有可能避免糖尿病的发生。

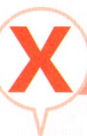

⊗ 误区解读

血糖轻微升高，没达到糖尿病标准，也没有其他临床表现，可以先不管

不可以不管。糖尿病典型症状是"三多一少"，但并不是所有患者都有这些典型症状，很多糖尿病患者起病隐匿，一旦出现典型"三多一少"症状，往往代表病情已经比较严重，甚至出现糖尿病酮症酸中毒或糖尿病高渗昏迷等急性并发症。长期慢性高血糖，也会显著增加糖尿病慢性并发症的风险，影响患者的生活质量和预后。因此，积极对糖尿病进行早期识别和干预，及时在医生的指导下通过生活方式和药物进行干预，可有效延缓糖尿病的发生发展，改善患者预后。

我的糖尿病是哪一型

张阿姨最近查出来血糖高，去医院挂号想开点口服药，内分泌科医生却让她先抽血化验，根据化验结果再选择降糖药。张阿姨很不解：我都测出来血糖高了，为什么不给我开药呢？邻居李阿姨得糖尿病 10 年了，一直吃药，就开她的那种降糖药给我不就行了？大家都是糖尿病，难道还不一样吗？

💡 **小课堂** ● ● ● ● ● ● ● ● ● ● ● ● ● ● ● ● ● ● ●

1. 糖尿病到底有几种

根据病因学目前可将糖尿病分为 4 种类型，即 1 型糖尿病、2 型糖尿病、妊娠糖尿病和特殊类型糖尿病。其中，1 型糖尿病是由于胰岛 β 细胞破坏而导致胰岛素绝对缺乏、需要终身依赖胰岛素治疗的糖尿病，多见于青少年，通常急性起病，有酮症倾向；2 型糖尿病是伴有胰岛素抵抗及胰岛素分泌减少、不依赖胰岛素治疗的糖尿病，多见于成年人，起病隐匿，常有家族史，很少自发性发生糖尿病酮症酸中毒；妊娠糖尿病为妊娠期间特有的高血糖状态，多在妊娠中、末期出现，一般只有轻度无症状血糖增高，部分患者分娩后血糖可恢复正常，但未来发生 2 型糖尿病的风险显著增加；特殊类型糖尿病是病因学相对明确的糖尿病，具体病因包括胰岛 β 细胞功能单基因缺陷（青少年发病的成人型糖尿病、线粒体糖尿病等）、胰岛素作用单基因缺陷、胰源性糖尿病、库欣综合征等内分泌疾病，药物或化学品所致糖尿病，感染、不常见的免疫介导性糖尿病，以及其他与糖尿病相关的遗传综合征等，临床表现差异较大，与具体病因有关。

糖尿病刚发现时，除了血糖值，需尽快完善病史、体格检查、胰岛功能、胰岛自身抗体、内分泌其他腺体检查等，部分患者还需进行基因检测，以便明确糖尿病的分型诊断，从而制订针对性的治疗方案。有些患者在糖尿病患病初期一时不能确定分型，可以先基于当时病情开始对症治疗，根据治疗反应和随访观察结果再进行评估和分型。

2. 为什么要进行糖尿病分型诊断

不同类型的糖尿病病因和临床表现不同，需要采用不同的治疗方法，糖尿病分型的意义在于指导患者进行个体化治疗。1 型糖尿病是表现为胰岛素分泌绝对不足的自身免疫性疾病，治疗重点是注射胰岛素，同时注意生活方式干预。2 型糖尿病是胰岛素抵抗和胰岛素分泌相对不足的代谢性疾病，患者的治疗重点是生活方式干预，同时根据病情选择口服降糖药或注射胰岛素。妊娠糖尿病的治疗重点是控制好血糖，减少不良妊娠结局，改善孕妇和胎儿的预后。特殊类型糖尿病的治疗重点是根据具体病因病情选择针对性的、有效的治疗方法。

知识扩展

什么是"1.5 型糖尿病"

成人晚发自身免疫性糖尿病（LADA）是指临床早期不依赖胰岛素治疗，以胰岛 β 细胞遭受缓慢的自身免疫损害为特征的糖尿病类型，患者血清中可出现胰岛自身抗体。其临床过程兼具 1 型、2 型糖尿病的特点，分为非胰岛素依赖阶段和胰岛素依赖阶段，所以被称为"1.5 型糖尿病"，是我国成人自身免疫性糖尿病最常见的类型。

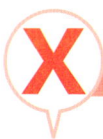

X 误区解读

所有糖尿病都可以打胰岛素，所以不用分型

这个说法是错误的。糖尿病治疗的"五驾马车"包括糖尿病教

育、饮食控制、运动治疗、药物治疗和血糖监测。高血糖的药物治疗包括口服药物和注射制剂两大类。口服降糖药主要有促胰岛素分泌剂（磺脲类和格列奈类）、双胍类、噻唑烷二酮类、α- 糖苷酶抑制剂、二肽基肽酶 -4（DPP-4）抑制剂和钠 - 葡萄糖共转运体 2（SGLT2）抑制剂。注射制剂有胰岛素及胰岛素类似物、GLP-1 受体激动剂。不同类型的糖尿病病因和临床表现不同，应当进行准确的分型，采取个体化治疗。

1 型糖尿病为什么多见于儿童

5 岁的乐乐最近不爱吃饭，精神萎靡，还动不动哭闹，吵着嘴巴干要喝水，人也明显消瘦下来。乐乐妈妈带她来医院就诊，经过检查乐乐被诊断为 1 型糖尿病。乐乐妈妈很不解：孩子还这么小，平时也注意不给她多吃糖，怎么会得糖尿病呢？

小课堂

1. 什么是 1 型糖尿病

1 型糖尿病（T1DM）特指因胰岛 β 细胞破坏而导致胰岛素绝对缺乏，需要终身依赖胰岛素的糖尿病。1 型糖尿病具有较大的异质性，按病因可分为自身免疫性 1 型糖尿病和特发性 1 型糖尿病两种亚型，其中，自身免疫性 1 型糖尿病占多数。按起病急缓，1 型糖尿病可分为暴发性 1 型糖尿病（FT1D）、经典性 1 型糖尿病、缓发性 1 型糖尿病三种亚型。

2. 1 型糖尿病的临床表现有哪些

1 型糖尿病的临床特征包括：① 20 岁以前起病，但也有些患者在其他年龄发病；②起病急，多数患者表现为典型的口干、多饮和多尿、体重下降等"三多一少"症状，有些患者直接表现为脱水、循环衰竭或昏迷等糖尿病酮症酸中毒的症状；③依赖胰岛素治疗。

所以，年轻起病、发病比较急、"三多一少"症状明显的糖尿病患者，且伴有酮症或酮症酸中毒者要警惕 1 型糖尿病的可能。

3. 如何诊断 1 型糖尿病

1 型糖尿病没有明确的诊断标准，主要依靠临床特征来诊断，怀疑 1 型糖尿病的患者可先用胰岛素治疗控制血糖，完善胰岛功能、胰岛自身抗体检测，并定期观察患者对胰岛素的依赖程度和胰岛功能的变化，根据检测和观察结果，与其他类型糖尿病进行鉴别。胰岛自身抗体阳性的患者，可以诊断 1 型糖尿病；胰岛自身抗体阴性的患者，可根据患者对胰岛素的依赖程度和胰岛功能下降的速度，进行 1 型糖尿病的诊断。对于胰岛自身抗体阴性不易分型的糖尿病患者，条件允许也可进行 1 型糖尿病易感基因分型和胰岛抗原特异性 T 细胞检测。

4. 1 型糖尿病为什么多见于儿童

1 型糖尿病是遗传因素和环境因素相互作用、共同参与导致胰岛 β 细胞自身免疫损伤的糖尿病，发病与遗传因素、环境因素及自身免疫因素均有关。中国 1 型糖尿病的全国性流行病学研究显示，1 型糖尿病的发病率高峰在 10 ~ 14 岁组，其他流行病调查也显示，儿童更容易患 1 型糖尿病。

1 型糖尿病多见于儿童，目前确切原因尚不明确，可能和遗传易感性、病毒感染、饮食、居住地环境（季节与纬度）等有关。需要注意的是，儿童患 1 型糖尿病后病情进展往往比成年人更快，须更早诊断和积极治疗，家长们发现孩子血糖异常或出现口干、多饮、多尿、消瘦等其他糖尿病相关临床表现，一定要及时就诊，以免造成严重后果。

知识扩展

1. 1 型糖尿病患者需要完善胰岛自身抗体检查，目前临床常用的胰岛自身抗体有哪些

胰岛自身抗体是胰岛 β 细胞遭受免疫破坏的标志物，也是临床诊断自身免疫性 1 型糖尿病的关键指标，目前临床常用的胰岛自身抗体包括谷氨酸脱羧酶抗体（GADA）、蛋白酪氨酸磷酸酶抗体（IA-2A）、胰岛素自身抗体（IAA）、锌转运体 8 自身抗体（ZnT8A）、胰岛细胞抗体（ICA）等。其中，IAA 在应用过胰岛素或其他含有巯基的药物后会表现为假阳性，GADA 的敏感性和特异性最高。所以，各个胰岛自身抗体联合检测可进一步提高 1 型糖尿病的检出率。

2. 如何治疗 1 型糖尿病

1 型糖尿病需要依赖胰岛素治疗，优先推荐每日多次胰岛素注射或持续皮下胰岛素输注方案，推荐使用胰岛素类似物，个体化制订和调整胰岛素剂量，以减少低血糖的发生风险。对于血糖控制不佳的患者，可在无禁忌证的情况下，选择二甲双胍、阿卡波糖等口

服药物与胰岛素联合治疗，具体需要在内分泌科医生的指导下，结合患者的年龄、肝肾功能、血糖特点等进行个体化选择。

✗ 误区解读

1 型糖尿病比 2 型糖尿病发病更早，胰岛功能更差，所以更严重

这种说法是错误的。糖尿病分型不是判断糖尿病严重程度的依据，不管是哪种类型的糖尿病，均须积极配合治疗控制，尽量避免发生急性并发症，延缓慢性并发症的发生发展，以免造成严重后果。

为什么怀孕了要查糖耐量

张女士怀孕 24 周，最近产检时医生告诉她糖耐量检查结果异常，诊断为妊娠糖尿病。张女士很是担心，糖尿病会不会对宝宝有影响，自己以后会不会变成真正的糖尿病？医生说要注意饮食控制，可是孕期不是需要大量营养吗？

💡 小课堂

1. 什么是妊娠糖尿病

妊娠糖尿病（GDM）是指在怀孕期间首次发现的血糖升高，通常推荐妊娠 24～28 周行 75 克口服葡萄糖耐量试验（OGTT）：空腹、口服葡萄糖后 1 小时、口服葡萄糖后 2 小时的血糖阈值分别

为 5.1、10.0、8.5 毫摩尔 / 升，任何一个时间点血糖值达到或超过上述标准即诊断为妊娠糖尿病。如孕期首次发现血糖升高达到以下任何一项标准应诊断为妊娠前糖尿病（PGDM）：①空腹血糖（FPG）≥ 7.0 毫摩尔 / 升（空腹 8 小时以上，但不适宜空腹过久）；②伴有典型的高血糖或高血糖危象症状，同时任意血糖 ≥ 11.1 毫摩尔 / 升；③糖化血红蛋白 ≥ 6.5%。

妊娠期间，胎盘激素如雌激素、孕激素等分泌增加，可引起胰岛素抵抗，导致血糖升高。大多数孕妇通过增加胰岛素分泌代偿，可维持血糖正常，但部分孕妇代偿不足，就会出现妊娠糖尿病。危险因素包括超重或肥胖、高龄妊娠、糖尿病家族史、多囊卵巢综合征、既往妊娠糖尿病病史、分娩巨大儿史等。

2. 妊娠糖尿病对母婴健康有哪些不利影响

（1）母体并发症风险增加：妊娠期高血压、羊水过多、难产、剖宫产、产后出血等。

（2）胎儿宫内发育异常：巨大儿、新生儿低血糖、新生儿呼吸窘迫综合征、新生儿高胆红素血症等。

（3）远期代谢风险增高：母亲妊娠糖尿病病史是 2 型糖尿病的高危因素，发病风险高于正常孕妇。子代患肥胖、糖耐量异常、高血压等慢性病风险也明显升高。

因此，对妊娠糖尿病进行及时诊断和积极管理至关重要，生活方式干预和必要的药物治疗可显著改善母婴结局。

3. 妊娠糖尿病的管理要点有哪些

（1）自我血糖监测：孕妇应遵医嘱，定期自测空腹和餐后血糖，并记录饮食、运动等情况，必要时可佩戴动态血糖监测仪，实现全天候血糖监控。血糖控制目标为空腹 < 5.3 毫摩尔 / 升，餐后 1 小时 < 7.8 毫摩尔 / 升，餐后 2 小时 < 6.7 毫摩尔 / 升。妊娠期无低血糖风险者糖化血红蛋白（HbA1c）水平控制在 6% 以内为最佳，若有低血糖倾向，糖化血红蛋白的控制目标可适当放宽至 7% 以内。

（2）饮食治疗：饮食是妊娠糖尿病管理的基础。孕妇应在营养师指导下制订个性化膳食方案，合理控制总热量摄入，限制精制糖和饱和脂肪酸，适量增加膳食纤维和优质蛋白质。可采用小份量、多餐次的进食模式，避免餐后血糖波动过大。

（3）运动治疗：适度运动有助于改善胰岛素敏感性，控制血糖和体重。建议孕妇每周进行至少 150 分钟中等强度运动，如散步、孕妇瑜伽等，运动强度以能说话但不能唱歌为宜。运动前后应自测血糖，低血糖时应补充糖果。

（4）药物治疗：对于生活方式干预效果不佳者，可遵医嘱使用胰岛素或口服降糖药。胰岛素是妊娠糖尿病的一线用药，其中短效或速效胰岛素可控制餐后血糖，中长效胰岛素可稳定全天血糖水平。妊娠期应用二甲双胍的有效性和对母儿的近期安全性与胰岛素相似；若孕妇因主客观条件无法使用胰岛素（拒绝使用、无法安全注射胰岛素或难以负担胰岛素的费用）时，可使用二甲双胍控制血糖。

（5）定期产检：妊娠糖尿病孕妇应遵医嘱定期产检，监测血糖、体重、血压、胎儿生长发育等情况。必要时行胎心监护、羊水指数、脐动脉血流等检查，以便及时发现和处理异常情况。

知识扩展

妊娠糖尿病产妇分娩时需要注意些什么

（1）分娩时机：妊娠糖尿病孕妇单纯经饮食和运动管理后，血糖控制良好者，推荐在妊娠 40～41 周终止妊娠；需要胰岛素治疗且血糖控制良好者，推荐在妊娠 39～39^{+6} 周终止妊娠；对于血糖控制不佳、胎儿生长过大者，可考虑提前引产。

（2）分娩方式：糖尿病本身不是行剖宫产术分娩的指征，分娩方式的选择应根据孕妇血糖控制情况、胎儿大小、产道条件等因素决定。血糖控制良好且胎儿估计体重 < 4 000 克者，可尝试阴道分娩；妊娠期血糖控制不好且超声检查估计胎儿体重 ≥ 4 000 克者或既往有死胎、死产史者，可适当放宽剖宫产术指征，以免难产或胎儿宫内缺氧。

（3）血糖监测：分娩过程中应密切监测孕妇血糖变化，避免高血糖或低血糖发生。可根据血糖水平调整胰岛素用量，必要时静脉滴注葡萄糖溶液，维持血糖稳定。

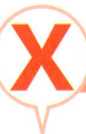

误区解读

妊娠糖尿病就是真性糖尿病

妊娠糖尿病并非真性糖尿病。多数妊娠糖尿病产妇在分娩后血糖可自行恢复正常。但妊娠糖尿病病史是日后发生 2 型糖尿病的高危因素。因此，产后应定期复查血糖，并坚持健康的生活方式，预防 2 型糖尿病的发生。

并不少见的 MODY

小王今年 20 岁，体检发现血糖高，医生说她比较年轻，可能是"1 型糖尿病"，建议她使用胰岛素治疗。但是在另一家医院就诊时她又被诊断为"2 型糖尿病"。困惑的小王又来到第三家医院，医生安排她做了一次基因测序，这次被确诊为"MODY1"，开始了口服药治疗，血糖很快得到了控制，小王也很开心。那么，到底什么是"MODY"，为什么它的分型这么重要？

小课堂

1. 什么是青少年发病的成人型糖尿病

青少年发病的成人型糖尿病（MODY）是一类单基因突变糖尿病的总称，这类糖尿病在家系中通常以常染色体显性遗传的方式传递。但由于 MODY 起病隐匿，临床表现类似 2 型糖尿病，很容易误诊，所以糖尿病患者甚至部分医生认为，MODY 属于比较少见的糖尿病类型。

其实，目前临床发现的 MODY 致病基因已有 14 种，随着基因检测技术的发展和普及，将会有越来越多的 MODY 患者被确诊。糖尿病患者如果有特殊的临床表现，尤其是发病年龄在 25 岁以前、1 型糖尿病相关抗体阴性、有 3 代及以上糖尿病家族史的患者，建议完善基因检测明确是否患有 MODY，可能会给治疗带来新的契机。

2. 如何诊断 MODY

根据 MDOY 的临床诊断标准，符合以下三点可诊断为 MODY：①家系内至少直系三代亲属内均有糖尿病患者，且其传递符合常染色体显性遗传规律。②家系内至少有一个糖尿病患者的诊断年龄在 25 岁或以前。③糖尿病确诊后至少在 2 年内不需要使用胰岛素控制血糖。

除了符合 MODY 临床诊断标准的患者，糖尿病患者如果发病年龄 < 25 岁、胰岛自身抗体阴性、胰岛功能尚存、不伴有代谢紊乱、同时父母中有一方患有糖尿病，也是临床筛查 MODY 的重点关注对象，可通过基因检测进行 MODY 的分子诊断及分型。

3. 为什么要进行 MODY 的分型

不同亚型的 MODY 致病基因不同，临床表现及治疗方法也不同，比如，MODY1、MODY3 和 MODY13 患者对磺脲类药物敏感；MODY2 患者一般仅表现为轻度血糖升高，糖化血红蛋白水平接近正常水平上限，且糖尿病并发症风险低，建议仅进行生活方式干预即可，但在特殊的生命周期如妊娠期需要特殊的管理；MODY4 患者建议使用口服降糖药和胰岛素；MODY5 患者对磺脲类药物的反应不敏感，可能需要早期胰岛素治疗，并且常合并肾脏发育异常、泌尿生殖道畸形、肝脏、胰脏等器官异常，要加强相关脏器筛查和管理；MODY10 患者存在胰岛素分泌缺陷，通常需要胰岛素治疗。所以，找到 MODY 致病基因并对 MODY 进行正确的分型，是 MODY 精准治疗和管理的关键。另外，明确 MODY 致病基因后，可对家族成员进行筛查，早防早治，对有生育计划者进行产前咨询，实现优生优育。

知识扩展

1. 什么是先证者和家系调查

先证者指的是在对某个遗传性状进行家系调查时，其家系中第一个被确诊的那个人。家系调查指的是通过对家庭成员中某种疾病的发病情况进行调查分析而判断该病是否为遗传病的一种方法，家系调查是正确进行遗传咨询的首要步骤和依据。

2. 哪些糖尿病患者推荐进行基因检测

根据《糖尿病分型诊断中国专家共识（2022）》，具有以下表现的糖尿病患者推荐进行基因检测：①6月龄前发病；②起病<20岁+胰岛自身抗体阴性；③起病在20~30岁+胰岛自身抗体阴性+非肥胖；④持续轻度升高的空腹血糖和糖化血红蛋白；⑤新生儿期有高胰岛素性低血糖症；⑥母系遗传，伴听力受损、视神经萎缩或骨骼肌表现等；⑦与肥胖程度不符合的显著黑棘皮表现，有严重胰岛素抵抗；⑧合并先天性心脏病、胃肠道缺陷、脑畸形、视力听力异常、智力发育迟缓、生长发育障碍、严重腹泻、肾发育异常或其他自身免疫病等可疑与基因突变相关者。

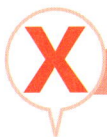

X 误区解读

MODY 通常起病年龄小，也可归类为 1 型糖尿病

不可以。MODY 是一类特殊类型糖尿病，由单个基因突变所引起，是最常见的单基因突变糖尿病。由于 MODY 起病隐匿，发病初期很少出现明显代谢紊乱，后续进展缓慢，临床表现多样，临

床症状与 1 型糖尿病及 2 型糖尿病均有重叠，且部分患者无典型的家族聚集表现或家系调查困难，临床常常被误诊为 1 型糖尿病或 2 型糖尿病。典型的 MODY 往往有 3 代及以上的家族史、青年起病（25 岁前）、无 1 型糖尿病相关的胰岛自身抗体、起病时常常不需要胰岛素治疗且无酮症倾向，一些 MODY 亚型对磺脲类药物敏感。1 型糖尿病是因胰岛 β 细胞破坏而导致胰岛素绝对缺乏所致的糖尿病，也常常是青年起病，但代谢紊乱症状明显，有酮症倾向，治疗依赖胰岛素。所以，MODY 和 1 型糖尿病的病因、临床特点和治疗均存在很大区别，不可混为一谈。

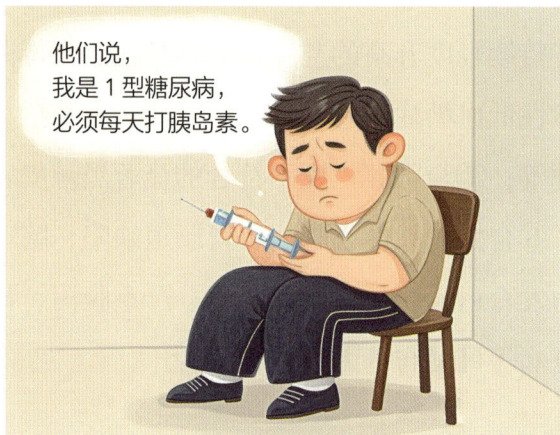

MODY ≠ 1 型糖尿病

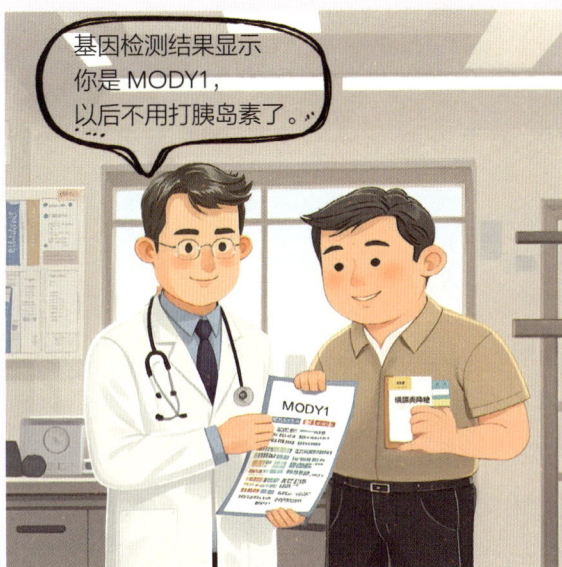

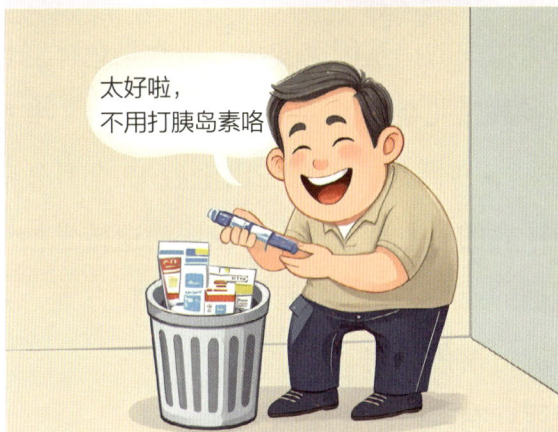

MODY ≠ 1 型糖尿病（续）

我家有个"糖娃娃"

　　李女士家的宝宝出生 1 个多月，突然出现嗜睡、精神差、呼吸快的表现，李女士急忙带着宝宝前往医院就诊，在医院常规检查时发现血糖 25.3 毫摩尔 / 升，严重的代谢性酸中毒，尿检发现酮体升高，医生诊断为糖尿病酮症酸中毒。李女士想不通，家里人都没有糖尿病，为什么 1 个多月大的婴儿会出现糖尿病呢？

小课堂

1. 为什么新生儿会得糖尿病

新生儿糖尿病多指出生后 6 个月以内的糖尿病，是由参与胰腺 β 细胞正常发育和功能的某个基因突变所致的糖尿病，患儿的临床表现、预后及治疗取决于受累基因和发病机制。目前已发现 30 多种新生儿糖尿病相关的单基因突变型，呈常染色体隐性、显性或非孟德尔遗传。多数患儿在出生后 6 个月内发病，一些患儿在出生后 30 日内就会发病，少数患儿最晚在出生后 12 个月发病。所有 6 个月以内确诊糖尿病的患儿都应该接受糖尿病遗传学检测，以尽早明确新生儿糖尿病的亚型，帮助制订合适的治疗方案，并可预测疾病的临床过程和进行遗传咨询。

2. 新生儿糖尿病有哪些临床特点

新生儿糖尿病临床表现多样，从偶然发现的无症状性高血糖，高血糖相关的多饮、多尿，到重度脱水、电解质紊乱、糖尿病酮症酸中毒，具体临床特点取决于受累基因和发病机制。部分新生儿糖尿病患者存在出生前宫内发育迟缓，出生时低体重，出生后生长缓慢，合并胰腺外分泌功能不全时可出现吸收不良性腹泻；部分患者有不同程度的运动、语言及认知发育迟缓；更严重的患者可有癫痫，肌无力，明显运动、语言及认知发育迟缓等神经系统异常。

3. 新生儿糖尿病有哪些临床分型

按照临床表现可将新生儿糖尿病分为两种类型：暂时性新生儿糖尿病和永久性新生儿糖尿病，两者约各占一半。暂时性新生儿糖尿病在确诊糖尿病后的几周或几个月会缓解或消失，但在儿童期或青少年期会再现，而糖尿病再发后，将持续终身。永久性新生儿糖尿病在确诊糖尿病后会永久存在。

知识扩展

新生儿糖尿病的治疗有什么特别之处

新生儿糖尿病的不同亚型治疗原则不同，例如，*ABCC8* 或 *KCNJ11* 突变相关的新生儿糖尿病可以使用磺脲类药物治疗，其他新发的新生儿糖尿病亚型均需胰岛素治疗，6q24 印记区域异常导致的新生儿糖尿病在缓解期后复发时，口服磺脲类药物有效，一般不需要胰岛素治疗。在明确基因分型前可先给予胰岛素控制血糖，根据患儿具体情况给予其他对症支持治疗，完善基因检测明确新生儿糖尿病亚型后再进行针对性治疗。不建议在没有明确基因分型的情况下应用磺脲类药物，以免导致糖尿病酮症酸中毒。另外，永久性新生儿糖尿病需长期用药，暂时性新生儿糖尿病缓解期不需要用药，但需要定期监测血糖。

✗ 误区解读

小孩子得了糖尿病一定要打胰岛素

不一定。小孩子得了糖尿病后是否要打胰岛素，要根据其发病情况和糖尿病分型来决定。如果确诊为 1 型糖尿病，存在胰岛素分泌不足，必须依赖胰岛素来控制血糖。如果考虑为新生儿糖尿病，则可根据具体亚型，采取不同的治疗。长期以来，我们普遍认为胰岛 β 细胞功能严重缺陷引起的糖尿病只能以胰岛素替代终身治疗。但是，新生儿糖尿病的最新研究发现，磺脲类药物可显著改善遗传性胰岛 β 细胞功能缺陷。比如，新生儿糖尿病患者如果确定为 *ABCC8* 或 *KCNJ11* 突变所致，可以不打胰岛素，通过使用磺脲类口服降糖药就可以增加胰岛素的分泌，降低血糖。

妈妈糖尿病、耳背的原因找到了

小张发现妈妈患糖尿病以后，还出现了耳背的情况，带她去三级医院检查后确诊为神经性耳聋，内分泌科医生说她的听力下降和糖尿病可能是同一种病因导致的，也就是线粒体糖尿病，需要进行基因检测进一步确诊。小张很意外，糖尿病和耳聋怎么会是一个病呢，得了糖尿病为什么还需要基因检测呢？

小课堂

1. 什么是线粒体糖尿病

线粒体糖尿病属于特殊类型糖尿病，是线粒体基因突变导致胰岛素分泌不足和利用障碍所致的糖尿病，由于其最常见的临床表现包括糖尿病、母系遗传和耳聋，所以又称母系遗传性糖尿病和耳聋。线粒体糖尿病可通过基因检测进行确诊。

2. 线粒体糖尿病有哪些临床特点

线粒体糖尿病的高血糖表现与 2 型糖尿病相似，患者通常身材矮小、体形正常或消瘦，消瘦程度与胰岛素缺乏及线粒体糖尿病严重程度相关，也可表现为性腺功能低下、先兆子痫、易自发性流产等。

线粒体糖尿病最突出的特点是母系遗传，即家族里女性患者的子女均可能遗传到突变基因而得病，而男性患者的子女则不会得病。另一个突出特点是常伴发感觉神经性耳聋，而且耳聋的发生常先于糖尿病。

此外，线粒体糖尿病也可伴随眼病（黄斑营养不良、视网膜色素上皮萎缩等）、神经系统疾病（脑卒中、癫痫、痴呆、共济失调等）、心脏病（左心室肥厚、心律失常、心肌梗死）、肌病（肌肉萎缩、运动后虚弱或痉挛等）、肾病（局灶节段性肾小球硬化、间质性肾病等）、胃肠道病变（便秘、假性肠梗阻等）等。

3. 线粒体糖尿病的治疗有什么特别之处

线粒体糖尿病的治疗不仅仅包括糖尿病相关血糖控制和并发症治疗，还包括其他系统病变的治疗和线粒体保护。降糖治疗应避开易导致乳酸酸中毒的双胍类药物，线粒体糖尿病患者很多存在胰岛素分泌不足，不推荐磺脲类控制血糖，建议尽早开始胰岛素治疗。其他系统病变的治疗以早筛查和对症治疗为主，针对线粒体功能保护的措施包括日常休养、体能锻炼、抗氧化剂和辅因子等，注意避免影响线粒体功能的药物（如四环素、氯霉素等），以及易导致听力损害的药物（如氨基糖苷类抗生素等）。除此以外，针对线粒体糖尿病病因的基因治疗也正在研究中。

4. 为什么要进行线粒体糖尿病的基因检测

基因检测是线粒体糖尿病诊断的"金标准"。糖尿病患者如果同时存在耳聋或母系遗传特征，或合并其他脏器线粒体功能障碍的临床表现，需进行基因检测明确诊断。一方面，医生可根据基因检测结果调整降糖方案，对线粒体糖尿病相关脏器功能进行早期筛查和保护，使患者获得更全面有效的治疗。另一方面，线粒体糖尿病具有母系遗传的特点，可对患者家族成员进行筛查，进行早防早治；对有生育计划的患者，进行产前咨询，实现优生优育。

📚 知识扩展

哪些患者需要进行线粒体糖尿病的基因筛查

临床常对有糖尿病和听力损失相关家族史的患者进行筛查。2021年，《线粒体糖尿病临床检验诊断专家共识》建议对出现以下一种，尤其是多种临床表型（评分 ≥ 4 分）者进行基因筛查。

（1）发病年龄 < 40 岁的 2 型糖尿病患者（1 分）。

（2）非肥胖体形的 2 型糖尿病患者（1 分）。

（3）胰岛相关抗体检测阴性（1分）。

（4）伴神经性听力受损（1分）。

（5）伴其他多系统临床表现，如中枢神经系统病变、心肌病、骨骼肌肌力减低、视网膜色素变性、眼外肌麻痹、乳酸酸中毒等（2分）。

（6）病程短，病程中出现胰岛 β 细胞分泌功能进行性减退，较快出现口服药物失效而需胰岛素治疗者（2分）。

（7）家系内糖尿病传递符合母系遗传者（3分）。

糖尿病患者如果有以上临床表现，建议在内分泌科医生的指导下，进行线粒体糖尿病相关基因筛查，以便明确诊断，制订更适合患者的诊疗方案。

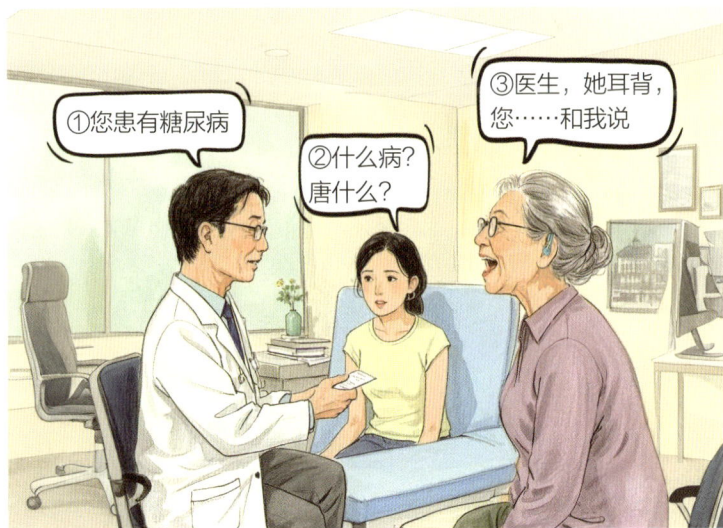

线粒体糖尿病的基因筛查目标人群

✕ 误区解读

母亲为线粒体糖尿病患者，所生的子女，一定会发病

不一定。线粒体糖尿病遵循母系遗传的规律，主要由母亲传给后代子女，但一个细胞可能含有数千条线粒体，线粒体的突变可能存在于某些细胞的部分线粒体基因中，只有遗传到突变线粒体基因的子女才会发病。所以，线粒体糖尿病母亲，后代不一定人人都发病，而且同胞患者间的临床表现差别也比较大，主要和线粒体基因发生突变的比例有关。

答案：1. A；2. C；3. ✕

健康知识小擂台

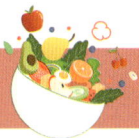

单选题：

1. 以下关于糖尿病，观点正确的是（   ）

   A. 有糖尿病家族史的人可以通过健康的生活方式预防糖尿病

   B. 糖尿病一定会有家族史

   C. 父母患糖尿病的人早晚会得糖尿病

   D. 所有糖尿病患者均会出现口干、多饮、多尿、消瘦的症状

2. 以下关于糖尿病分型，观点不正确的是（   ）

   A. 可以分为 1 型糖尿病、2 型糖尿病、妊娠糖尿病和特殊类型糖尿病 4 型

   B. LADA 是我国成人自身免疫性糖尿病最常见的类型

   C. 糖尿病临床表现基本相同

   D. 糖尿病分型有助于指导患者进行个体化治疗

判断题：

3. 只有中老年人需要进行糖尿病筛查。

   （   ）

糖尿病分型和
遗传自测题

（答案见上页）

糖尿病
危害大

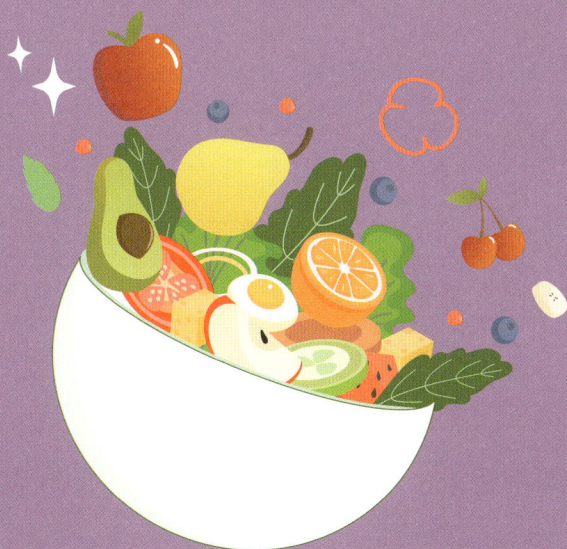

"甜蜜"伤害来势汹汹

李先生，患有 2 型糖尿病已经 10 年，但他常常忽视自己的血糖管理，饮食不规律，运动也很少。几天前，他开始感到极度疲倦、口渴，并伴有频繁的排尿和恶心呕吐，但他并未重视。随着症状持续加重，李先生终于意识到问题的严重性，前往医院就诊。经过一系列检查，医生诊断为"糖尿病酮症酸中毒"——一种严重的糖尿病急性并发症。经过几天的住院治疗，李先生的病情终于稳定下来，但医生告诫他，若不严格控制血糖，高血糖引起的急性并发症可能再次发生，甚至危及生命。高血糖竟然也会引起严重的急性并发症并危及生命吗？作为糖尿病患者，需要注意哪些才能避免急性并发症的发生呢？

小课堂

1. 高血糖引起的急性并发症包括哪些

（1）糖尿病酮症酸中毒：一般是由于葡萄糖不能被充分利用，人体自动分解一定量脂肪产生能量。脂肪分解代谢产物为酮体，酮体不断蓄积，蓄积量过大时就会发生酸中毒。患者会出现脱水、呼吸急促、血压降低等表现，严重者会昏迷甚至危及生命。

（2）高渗性高血糖状态：主要是以严重高血糖、高血浆渗透压、脱水为主要的特点，患者常会出现不同程度的意识障碍，甚至是昏迷。高渗性高血糖状态的主要表现为多尿、口渴、多饮、乏力、反应迟钝、表情淡漠等。病情严重时会出现逐渐出现脱水和神经精神症状，有部分患者还会出现烦躁、嗜睡、昏迷、抽搐、少尿，甚至是无尿。一旦发病，病死率也远比糖尿病酮症酸中毒为高，特别值得警惕。

2. 什么情况下容易发生这些急性并发症

糖尿病酮症酸中毒和糖尿病高渗性昏迷在以下情况下容易发生。

（1）糖尿病酮症酸中毒：主要是由于胰岛素缺乏，不能利用糖产生能量，多见于1型糖尿病患者，但2型糖尿病患者在特定情况下也可能发生。常见的诱发因素包括：突然停用胰岛素；急性疾病或感染；手术、创伤等应激状态；摄入过多高糖食物或饮食失调。

（2）高渗性高血糖状态：多见于2型糖尿病患者，尤其是老年人。其诱发因素通常包括：极度高血糖，血糖长期未得到良好控制；由于多尿或饮水量少等导致的严重脱水；感染或其他严重疾病；服用了利尿剂或类固醇等可能引起脱水或血糖升高的药物。

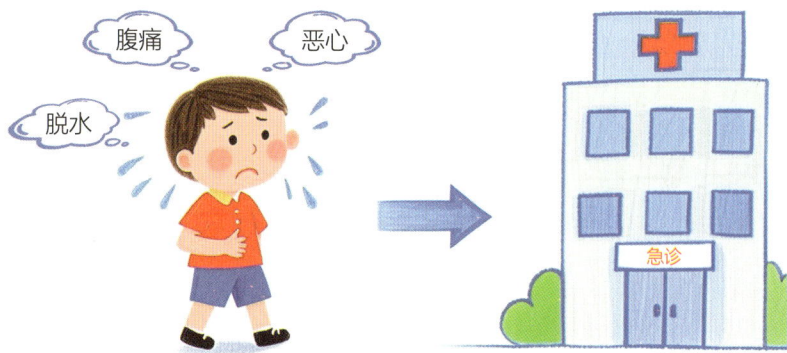

糖尿病酮症的临床表现

知识扩展

如何预防糖尿病急性并发症的发生

（1）定期监测血糖：使用血糖仪定期监测血糖水平，特别是在感到不适、感染、应激状态或饮食改变时；血糖波动较大或控制较差的患者，可以考虑使用持续血糖监测系统，以便实时监测血糖变化。

（2）严格遵循治疗方案：严格按照医生的处方按时服用降糖药物或注射胰岛素；不能随意停用胰岛素治疗，并根据血糖监测结果和医生建议，适时调整胰岛素或药物剂量。

（3）健康饮食和规律运动：遵循糖尿病饮食建议，避免高糖、高脂肪饮食，均衡摄入碳水化合物、蛋白质和脂肪；规律运动，每天进行适量的有氧运动，如步行、游泳、骑自行车等，有助于控制血糖水平。

（4）应对急性疾病预防感染：注射流感疫苗和肺炎疫苗，避免感染；出现感染或其他急性疾病症状时，尽早就医，调整降糖方案，避免病情恶化。

（5）定期检查：包括血糖、糖化血红蛋白等，及时发现并处理异常。

（6）糖尿病教育：参加糖尿病教育课程，学习糖尿病管理知识；学会识别高血糖症状，了解如何处理突发情况。

糖尿病
急性并发症

糖尿病常见慢性并发症——糖尿病肾病

　　70 岁的张先生患 2 型糖尿病快 30 年了，同时合并高血压、高脂血症、冠心病。他一直吃药控制血压、血脂、血糖，每个月门诊取药，但已经很久未做化验检查。1 周前因为双下肢水肿做了尿常规，却发现尿蛋白阳性。医生建议他进一步完善肾功能、血脂、血糖等检查，警惕糖尿病肾病。

💡 **小课堂** •

1. 什么是尿蛋白

　　正常情况下尿液中含有一定量蛋白质。尿蛋白增多常常表现为尿泡沫增多。糖尿病等疾病导致肾脏损伤时，尿蛋白增多，通常采用尿白蛋白 / 肌酐比值（UACR）进行早期糖尿病肾病筛查。正常情况下 UACR < 30 毫克 / 克，UACR 30 ~ 300 毫克 / 克为微量白蛋白尿，UACR > 300 毫克 / 克为大量白蛋白尿。

2. 为什么糖尿病会导致肾损害（即糖尿病肾病）

　　糖尿病肾病是糖尿病的常见慢性并发症之一。长期的高血糖会损害全身微小血管，而作为肾脏基本结构之一的肾小球是由毛细血管组成的血管球，容易受到高血糖影响，当肾脏结构和功能受损时，出现蛋白尿、水肿、尿毒症等，称为糖尿病肾病，可表现为尿蛋白逐渐增多、水肿、高血压、肾功能减退。2 型糖尿病患者在初诊糖尿病时即可伴有糖尿病肾病。

知识扩展

常见糖尿病慢性并发症还有哪些

（1）糖尿病神经病变：糖尿病患者常抱怨手或脚感觉欠灵敏、麻木、走路不实感，像戴着手套或穿着袜子一样，四肢痛觉敏感、手脚无力、肌肉萎缩等，这是周围神经病变的表现；便秘、腹泻、腹胀、消化不良，或出现心慌、头晕、站起时眼前发黑、排尿改变，男性可有阳痿等，这是自主神经病变的表现。

（2）糖尿病视网膜病变：高血糖微血管损害可引起视网膜病变、白内障、黄斑病变、青光眼等，出现视野缺损、视力下降，甚至失明。

（3）糖尿病足：糖尿病足部血管和神经受损害的表现最明显，患者可有双脚发凉、皮肤干燥脱屑、足部逐渐变形或畸形，严重者双脚伤口不易愈合，继发感染、溃疡，甚至出现坏疽导致截肢。

（4）糖尿病下肢动脉病变：活动时双下肢出现乏力、疼痛，需要停下休息一段时间才能继续走路，这种情况需要警惕糖尿病下肢动脉病变，可能出现下肢动脉狭窄或闭塞。

误区解读

糖尿病肾病一定需要透析

不一定。糖尿病肾病是逐渐发展的。如果没有早期筛查、预防或及时治疗，糖尿病肾病终末期是尿毒症，此时肾脏已丧失大部分功能，需要肾脏替代治疗如透析等。如果能较好地控制血糖、血压、血脂等危险因素，应用具有保护肾功能的药物，可延缓糖尿病肾病的进展，保留一部分肾脏功能，不一定需要透析。

糖尿病并发症的预防

杨女士患 2 型糖尿病 6 年，每个月定期取药、每年定期体检。她最担心自己会得糖尿病肾病、糖尿病足等并发症。她感到很困惑，糖尿病慢性并发症可以预防吗，到底该如何预防？

小课堂

1. 糖尿病慢性并发症从何时开始预防

糖尿病一旦确诊，就需要积极预防其并发症。控制血糖、尽早预防、早期筛查是推迟糖尿病患者出现并发症的最有效手段；其中，维持平稳且达标的血糖水平是降低糖尿病视网膜病变、神经病变、肾病发生风险的最有效方法。

2. 糖尿病慢性并发症的危险因素有哪些

患者的不良生活习惯，如吸烟、饮酒、高脂饮食等，其他危险因素包括年龄、长病程、血糖控制不佳、高血压、肥胖（尤其是腹型肥胖）、高血脂、高尿酸、环境污染，合并心脑血管疾病，已有足部皮肤的损伤、感染等。

知识扩展

糖尿病并发症如何预防

（1）合理降糖：大部分患者的空腹血糖目标是 4.4～7.0 毫摩尔/升，餐后 2 小时血糖目标低于 10 毫摩尔/升，糖化血红蛋白目标为 < 7%。

（2）降压调脂：高血压患者控制血压在 130/80 毫米汞柱以下；通过咨询医生制订调脂目标，规范血脂控制。

（3）注意营养：接受专业营养师的评估和指导，定制医学营养方案，维持理想体重。

（4）坚持运动：坚持规律、适量运动。如三餐后进行适量的短距离活动；每周 3～5 次、每次 30～45 分钟的快走、游泳、广播操、运动器械等运动。

（5）尽早戒烟：戒烟能延缓糖尿病肾病的发展，有利于预防糖尿病并发症。

（6）眼科检查：控制不佳的高血糖、高血压和血脂紊乱是糖尿病视网膜病变的危险因素。初诊 2 型糖尿病的患者应尽快行首次眼底检查和其他方面眼科检查，定期复诊。

（7）爱护双足：糖尿病足的预警因素包括双脚感觉异常、皮肤发凉、皮肤干燥脱屑、伤口不易愈合、感染、畸形，或者筛查出其他糖尿病并发症。应向糖尿病足病专科医护人员寻求专业指导；同时在日常生活中进行双脚的保护，如洗脚水不要过烫（低于 37 摄氏度）；每天检查双脚等。

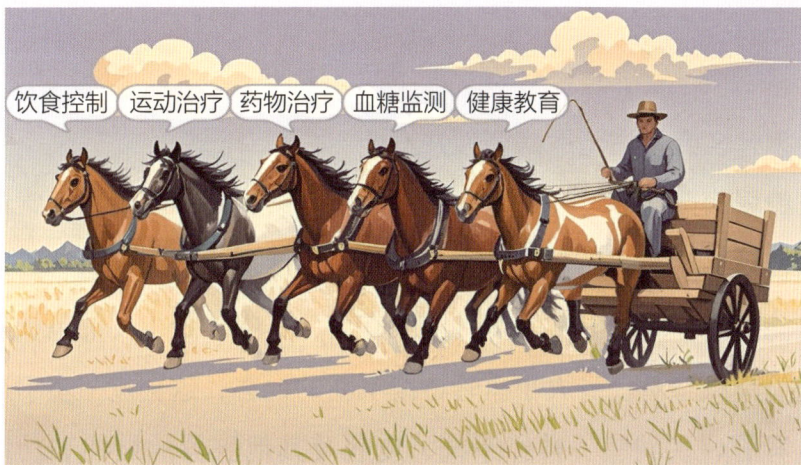

糖尿病治疗的"五驾马车"

X 误区解读

糖尿病慢性并发症一定有症状

糖尿病慢性并发症如糖尿病肾病、糖尿病视网膜病变早期可无明显症状，糖尿病患者甚至可发生没有胸痛症状的心肌梗死。

早防早治身体好

胡女士今年70岁，患2型糖尿病20年。她每个月去社区门诊取药，但是对化验和检查比较抗拒。近1个月有乏力、手脚发麻、双小腿肿胀等表现。医生考虑她可能出现了糖尿病慢性并发症，但她觉得自己血糖控制得不错，不明白为什么会出现这些症状？

💡 **小课堂**

1. 为什么会发生糖尿病慢性并发症

糖尿病慢性并发症的发病机制极其复杂，尚不明确，通常认为和遗传易感性、胰岛素抵抗、高血糖、低度炎症状态、血管内皮细胞功能紊乱、血凝异常等多种因素有关；其中，最主要的是长期慢性高血糖状态对全身大小血管持续不断的损害，这会进一步引起心脏、肾脏、视网膜、神经系统、皮肤及其他脏器的结构和功能受损，导致糖尿病慢性并发症的发生。

2. 糖尿病慢性并发症危害

慢性并发症是糖尿病患者的"慢性杀手"，通过"残害"人体血管和器官，最终导致器官功能衰竭，夺去患者的宝贵生命。

3. 哪些患者要筛查慢性并发症

一般 1 型糖尿病患者确诊后 5 年、2 型糖尿病患者确诊当时就应进行糖尿病肾病、糖尿病视网膜病变和糖尿病神经病变的筛查，以后每年都需要筛查。对于 50 岁以上的糖尿病患者，应该常规进行下肢动脉病变的筛查，对于合并有心脑血管病变、血脂异常、高血压、吸烟或糖尿病病程 5 年以上的糖尿病患者则应该每年至少筛查 1 次。所有糖尿病病患者每年均应进行全面的足部检查，评估神经病变的症状和下肢血管疾病，以确定溃疡和截肢的危险因素，预防糖尿病足的发生。

知识扩展

糖尿病慢性并发症的筛查项目

（1）医生问诊：是指患者详细描述原有糖尿病症状是否加重或减轻，有无新出现症状。

（2）基本检查：体重、腰围、臀围、血压、心率、视力，医生或专科护士详细检查下肢和双脚的皮肤。

（3）血液检查：糖化血红蛋白（预示血糖长期控制效果）、糖化白蛋白（被视为近期血糖监测指标）、血常规、空腹血糖、血肌酐、血脂、血尿酸、肝功能、肾功能。

（4）尿液检查：尿常规和尿白蛋白／肌酐比值。

（5）检查项目：超声检查，包括腹部超声、颈动脉超声和下肢血管超声；心电图，超声心动图；眼科检查，特别是眼底照相或眼底检查；神经电生理检查，有感觉异常做神经肌电图。

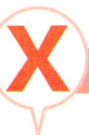

误区解读

只有患病时间较长的糖尿病患者才需要筛查慢性并发症

糖尿病一旦确诊，就需预防并发症。建议首次就诊时进行完整的医学评估，后续按时随访，因为控制血糖、尽早预防、早期筛查是推迟并发症最有效的手段。

亡羊补牢，为时不晚

　　李阿姨是一名70岁的退休教师，多年来一直患有2型糖尿病。尽管她定期服用降糖药，但由于对饮食控制不够严格，血糖水平时常波动。最近，李阿姨感到视力有所下降，脚趾间也出现了轻微的疼痛和刺痛感。起初，她并未在意，认为是年纪大了的正常现象。然而，随着时间的推移，这些症状逐渐加重。在家人提醒下，李阿姨意识到这些可能是糖尿病并发症的早期信号，决定尽快就医检查。

小课堂

1. 糖尿病慢性并发症的形成机制是怎样的

　　糖尿病慢性并发症的形成是一个复杂的过程，涉及多种机制。

　　（1）高血糖：长期高血糖会导致血管内皮损伤，促进动脉粥样硬化的发展，增加心血管疾病的风险。

　　（2）糖基化终末产物：高血糖环境下，糖分与蛋白质、脂肪甚至DNA结合，形成不可逆的糖基化终末产物，这些物质在体内积累，损伤组织和器官。

　　（3）炎症反应：糖尿病患者体内存在慢性低度炎症，这种炎症状态促进血管损伤和组织破坏。

　　（4）氧化应激：高血糖增加体内自由基的产生，导致氧化应激，损伤细胞和组织。

2. 有哪些可以延缓糖尿病慢性并发症的策略

（1）血糖控制：通过饮食、运动和药物治疗，将血糖水平控制在正常或接近正常的范围内，可以显著降低并发症的风险。

（2）血压和血脂管理：高血压和高血脂是糖尿病患者常见的合并症，控制血压和血脂水平对于预防心血管疾病至关重要。

（3）戒烟和限酒：吸烟和过量饮酒都会增加糖尿病并发症的风险，戒烟和适量饮酒对于保护血管健康非常重要。

（4）定期筛查：定期进行眼底检查、肾功能检测、足部检查等，可以早期发现并发症的迹象，及时采取治疗措施。

（5）健康生活方式：均衡饮食、规律运动、保持适当体重和良好的心理状态，都有助于延缓并发症的发展。

知识扩展

1. 糖尿病饮食管理

糖尿病患者应遵循低糖、低脂、高纤维的饮食原则，适量摄入优质蛋白质，避免高糖和高脂肪食物。

2. 运动的重要性

规律的有氧运动和适度的力量训练可以提高胰岛素敏感性，帮助控制血糖，同时改善心血管健康。

3. 药物治疗

除了传统的口服降糖药和胰岛素注射，新型降糖药物如 GLP-1 受体激动剂和 SGLT2 抑制剂等具有心肾获益的效果，也为糖尿病患者提供了更多治疗选择。

✗ 误区解读

1. 糖尿病患者不能吃水果

这是不正确的。糖尿病患者可以适量食用低糖水果，如苹果、梨、柚子等，并注意控制摄入量和选择合适的时间食用。

2. 糖尿病足部问题只是小问题

糖尿病足部问题可能导致严重的感染，甚至截肢。因此，糖尿病患者应定期检查足部，保持足部清洁和干燥，避免受伤。

血糖不要"过山车"

王先生患糖尿病很多年了，平常规律地使用降糖药物治疗，自己监测血糖控制得不错。最近天气炎热，王先生食欲不佳，进食量较前减少。前几天在家做家务，突然觉得头晕眼花、出一身汗，随后倒在地上，幸好家人将王先生及时送到医院。医生说王先生是低血糖了，给予对应的治疗后，王先生逐渐恢复。

💡 小课堂

1. 什么是低血糖症

低血糖症是指由多种原因引起的血糖水平过低，并引起饥饿、心跳加快、乏力、大汗、视物模糊、昏迷等症状的临床综合征。一般来说需满足 3 个条件：①血糖水平，糖尿病患者血糖低于 3.9 毫摩尔 / 升，非糖尿病患者血糖低于 2.8 毫摩尔 / 升；②有上述低血糖症状；③进食后可缓解。

有些糖尿病患者由于降糖治疗后，血糖下降过快，可出现低血糖症状，但血糖水平未达到上述标准，称之为低血糖症状。

2. 低血糖症有哪些表现

常表现为饥饿、心慌、大汗、乏力、面色苍白、手足颤抖、视物模糊、步态不稳、头晕、意识模糊、昏迷等，反复低血糖还能引起记忆力下降和反应变慢，严重的可引起脑死亡。

3. 如何避免低血糖症的发生

（1）规律饮食：确保各餐饮食定时、定量，避免长时间禁食、突然减少进食量或暴饮暴食。根据自身情况调整饮食结构，酌情减少碳水类食物，适当提高蛋白质、脂肪摄入。

（2）适量运动：空腹运动或过度运动可能会导致低血糖症，患者需要根据自身情况合理安排运动量、强度及运动时间，循序渐进，避免运动过度。

（3）监测血糖：患者应定期检测血糖，了解自身血糖情况，调整进食量及运动强度，如血糖波动过大，应及时去医院就诊，调整降糖方案。

知识扩展

糖尿病患者低血糖症有哪些分类

糖尿病患者低血糖可以分为以下几种类型。

（1）无症状低血糖：血糖低于 3.9 毫摩尔／升，但没有相关的症状。

（2）症状性低血糖：血糖低于 3.9 毫摩尔 / 升，并且出现了低血糖症状。

（3）严重低血糖：没有特定低血糖界限，但出现了严重的意识或认知障碍，且需要他人帮助。

（4）可疑症状性低血糖：患者有明显的低血糖症状，但没有检测血糖值，需要尽快口服含糖饮料或食物缓解症状。

（5）假性低血糖：患者血糖在 3.9 毫摩尔 / 升以上，因为血糖下降过快出现了低血糖症状，并非真正的低血糖症。

答案：1. B；2. D；3. √

健康知识小擂台

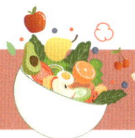

单选题：

1. 以下关于糖尿病常见慢性并发症，错误的是（　　）

    A. 糖尿病肾病　　　　　　B. 酮症酸中毒

    C. 糖尿病足　　　　　　　D. 糖尿病视网膜病变

2. 以下关于糖尿病慢性并发症，观点正确的是（　　）

    A. 短期糖尿病患者，不用筛查慢性并发症

    B. 病程较长的糖尿病患者，才需要筛查慢性并发症

    C. 出现水肿、手脚麻木、下肢酸痛、足感染症状时，才需要筛查慢性并发症

    D. 糖尿病患者应积极筛查，早期发现慢性并发症

判断题：

3. 糖尿病患者可以通过定期检查和及时治疗来预防慢性并发症的发生。（　　）

糖尿病危害大
自测题
（答案见上页）

糖尿病患者的
四季三餐

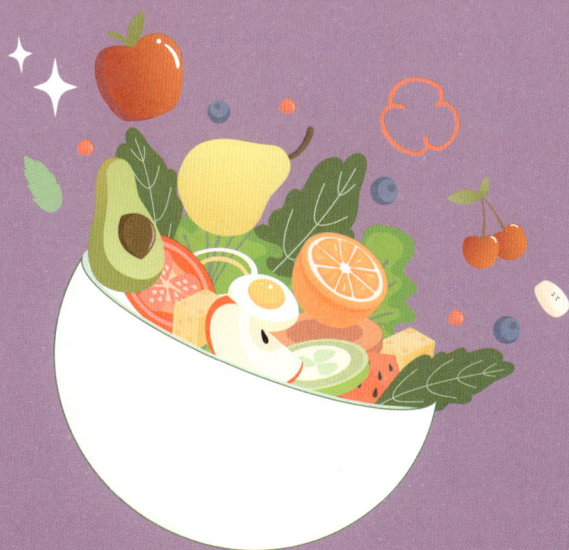

糖尿病患者的营养密码

王先生刚刚被确诊为糖尿病，医生建议其控制饮食。但王先生认为"民以食为天"，不让吃好的生活便不再快乐。那么，如何制订合理的糖尿病食谱，使得糖尿病患者既能吃好，又能有效地控制血糖呢？

💡 小课堂 ● ● ● ● ● ● ● ● ● ● ●

糖尿病患者如何制订合理的食谱

（1）保证食物的多样性，养成合理的饮食习惯：膳食管理是糖尿病治疗的基础，糖尿病患者除了应该定时、定量进餐以外，还应保持食物多样性，同时做到少油、少盐、少糖，在控制血糖的同时，保证每日适宜的能量摄取和营养素摄入充足。食物选择应保持多样性，包括：谷薯类、蔬菜和水果、动物性食物（畜、禽、鱼、蛋、奶等）、大豆类和坚果以及烹调油和盐。

（2）控制适当的能量摄入，避免超重、肥胖，同时避免消瘦：我国成人 BMI 应保持在 18.5～23.9 千克 / 米² 之间，糖尿病患者应咨询营养指导人员根据年龄、性别、体重和日常身体活动量等，制订个体化的膳食方案。也可根据体重估算推荐糖尿病患者膳食能量的宏量营养素占总能量比分别为：蛋白质 15%～20%、碳水化合物 45%～60%、脂肪 20%～35%。

（3）主食要定量，优选全谷物和血糖生成指数低的食物：主食定量，不宜过多，多选全谷物和血糖生成指数（GI）低的食物；其中全谷物和杂豆类等低 GI 食物，应占主食的 1/3 以上。糖尿病患者碳水化合物提供的能量占总能量比例为 45%～60%，略低于一般健康人。

（4）清淡饮食，限制饮酒：清淡饮食，每日烹调油使用量宜控制在 25 克以内，少吃动物脂肪，适当控制富含胆固醇的食物，预防血脂异常。食盐用量每日不宜超过 5 克。注意限制酱油、鸡精、味精、咸菜、咸肉、酱菜等含盐量较高的调味品和食物的使用。不建议糖尿病患者饮酒，应当警惕酒精可能诱发的低血糖，对于正在服用磺脲类药物或注射胰岛素及胰岛素类似物的糖尿病患者应当特别注意避免空腹饮酒并严格监测血糖。如要饮酒应计算酒精中所含的总能量，成年人一天饮酒的酒精量不超过 15 克，每周饮酒不超过 2 次。

知识扩展

每日能量供给量的计算方法

对于糖尿病患者，可以根据体重及从事的工作强度制定个体化的能量供应计划，具体能量值参考下表。标准体重的计算方法如下：男性标准体重 =［身高（厘米）－100］×0.9（千克）；女性标准体重 =［身高（厘米）－100］×0.9（千克）－2.5（千克）。

不同身体活动水平的成人糖尿病患者每日能量供给量（千卡／千克标准体重）

身体活动水平	体重过低	正常体重	超重或肥胖
重（如搬运工）	45 ~ 50	40	35
中（如电工安装）	40	30 ~ 35	30
轻（如坐式工作）	35	25 ~ 30	20 ~ 25
休息状态（如卧床）	25 ~ 30	20 ~ 25	15 ~ 20

注：BMI < 18.5kg/m^2 为体重过低；BMI 18.5 ~ 23.9kg/m^2 为正常体重；BMI 24.0 ~ 27.9kg/m^2 为超重；BMI ≥ 28.0kg/m^2 为肥胖。

用好食物的升糖"计算器"

张先生 1 周前确诊为糖尿病，同为糖尿病患者的同事提醒他要根据升糖指数来选择食物，张先生很好奇，什么是升糖指数？应该如何根据升糖指数选择饮食方案呢？

小课堂

1. 什么是血糖生成指数

血糖生成指数（GI）是衡量食物在胃肠道中被消化和吸收速度的一项指标，通过比较进食含有 50 克可利用碳水化合物的食物与 50 克标准食物（通常为葡萄糖／白面包）的餐后 2 小时血糖浓度变化而计算得出。GI 的范围为 0 ~ 100，0 表示食物对餐后血糖上升没有任何影响，而 100 表示食物对餐后血糖的影响与葡萄糖相同。低 GI 的食物消化慢，吸收率低，升糖峰值低，下降速度慢；而高 GI 的食物消化快、吸收率高、升糖快、峰值高。

2. GI 为什么对于血糖管理很重要

低 GI 食物可以缓慢释放葡萄糖，有助于维持较长时间的饱腹感，糖尿病患者选择低 GI 食物有助于餐后血糖的控制；而高 GI 食物会导致血糖水平快速上升，达到峰值后又迅速下降，引起血糖波动，所以糖尿病患者应限制高 GI 食物的摄入。

3. 低 GI 食物有哪些

低 GI 食物指的是 GI ≤ 55 的食物，主要包括以下几类。

（1）谷物类及制品：小麦、大麦、黑麦、荞麦、黑米、莜麦、燕麦、青稞、玉米等。

（2）蔬菜和水果：蔬菜如油菜、青椒、白菜、菠菜、花椰菜、白萝卜、洋葱、海带等；水果如苹果、葡萄、柑橘、柚子、李子、鲜桃、梨等。

（3）奶制品：如牛奶、奶粉、酸奶、乳酪等。

（4）其他食物：如豆腐、豆腐皮，蛋类以及猪肉、牛肉、鸡肉等肉类，还有鱼、虾等海产品。

4. 高 GI 食物有哪些

高 GI 食物指的是 GI > 70 的食物，主要包括以下几类。

（1）主食类：白米饭、白面包、饼干、烙饼、米饼、即食大米粥、糯米饭、速食米饭、面条和馒头。

（2）薯类与根茎类食物：土豆、红薯等。

（3）糖果糕点：如糖果、含糖奶制品、蛋糕、麦芽糖、白糖、蜂蜜、胶质软糖等。

（4）部分水果和蔬菜：西瓜、胡萝卜、南瓜等。

血糖生成指数

```
低 ──────── 中 ──────── 高
```

低
- 谷类：荞麦等
- 奶制品类：奶酪等
- 水果：草莓等

中
- 主食：黑米、山药
- 薯类：土豆
- 水果：葡萄、芒果

高
- 主食：精米、白面
- 薯类：红薯
- 水果：西瓜等

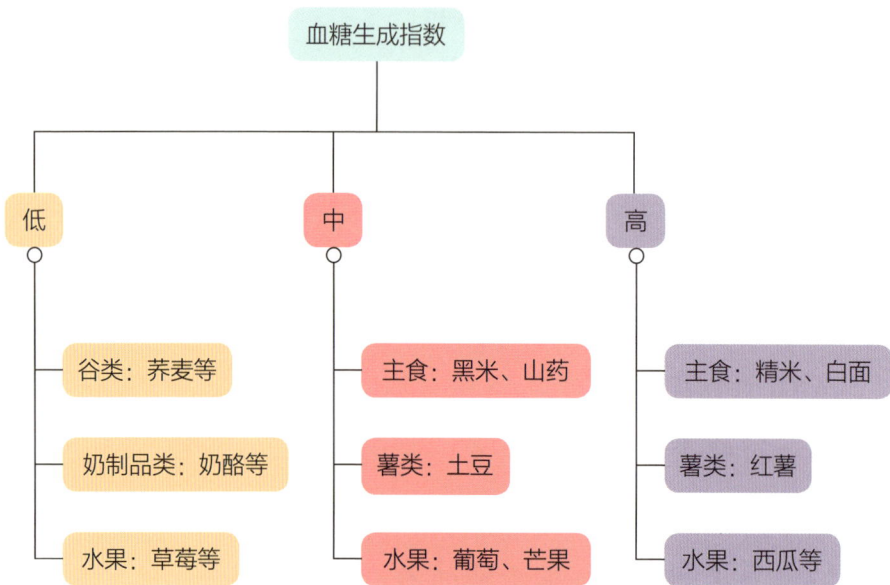

不同食物的血糖生成指数

知识扩展

糖尿病患者应如何根据 GI 制订食谱

糖尿病患者优先选择低 GI 食物，尽量选择未经精细加工的食物，并避免长时间高温烹饪。根据自己的血糖反应来进行个体化食谱调整。

X 误区解读

餐后血糖和进食食品的 GI 有关，而与食物份量无关

这种说法是错误的。食物的 GI 是衡量同等重量食物（通常是50 克可利用碳水化合物）升高餐后血糖能力的指标。但实际上，

食用份量的大小同样会影响血糖的升高程度，即便是低 GI 的食物，大量摄入也会导致血糖迅速上升，而少量摄入则影响相对较小。

食物可以等量交换吗——食物交换份

李女士于 1 个月前被诊断为糖尿病，于是每天吃什么成了她的难题，正好看到社区宣传栏里的"食物交换份"，让李女士意识到糖尿病患者的饮食有规律可循，但什么是食物交换份？糖尿病患者又该怎么应用呢？

小课堂

1. 什么是食物交换份

食物交换份是指将食物按照来源、性质以及营养成分的比例分为六大类：谷薯类、蔬菜类、肉蛋豆类、奶类、水果类、油脂类。每一类食物中的不同食物，按可提供同等热卡（通常为 90 千卡或 376 千焦）的重量定为 1 份，即 1 个食物交换份。同类食物所含的蛋白质、脂肪、碳水化合物相似。

2. 糖尿病患者如何根据食物交换份制订食谱

首先根据患者的个人特点和血糖情况计算出每日所需的总热量。然后将每日所需总热量除以 90 千卡，得出所需的食物交换份数。将食物交换份合理分配到前述六大类食物中。根据血糖监测结果和个人感受对食谱进行微调。注意保持食物的多样性和营养均衡，确保摄入足够的蛋白质、脂肪、碳水化合物、维生素和矿物质。

3. 食物交换份法的好处有哪些

（1）均衡营养：食物交换份法通过将食物分为六大类，只要每日膳食包括这些分类中的食物，能够帮助糖尿病患者轻松地实现营养均衡。

（2）控制总热量：因为每份食物所含的热量都在 90 千卡左右，所以通过计算食物份数就能估算出每日摄取的总热量，避免超标。

（3）灵活分配：食物交换份法允许在同类食物中进行互换，可以根据个人口味和喜好选择食物，同时又能保持总热量的稳定。

知识扩展

食物交换份法在使用时需要注意哪些方面

（1）遵守平衡饮食原则：在应用食物交换份法时，应确保饮食的均衡性，合理搭配各类食物，以满足身体对多种营养素的需求。

（2）确定食物的生熟与重量：在使用食物交换份法时，需要注意食物的生熟状态和重量。例如，谷类、米面、蔬菜、水果、鱼、肉、蛋等通常指的是生重，而一些加工后的熟食制品如面包、馒头等则指的是加工后的重量。

（3）选择适当的食物：在每个交换份内，应选择营养丰富、健康的食物，避免选择过度加工、高盐、高糖或高脂肪的食物。

（4）注意特殊营养需求：对于不同年龄、体重、合并疾病的糖尿病患者，其营养需求可能有所不同。在使用食物交换份法时，应根据个人情况及医生建议调整食物的份数和种类。

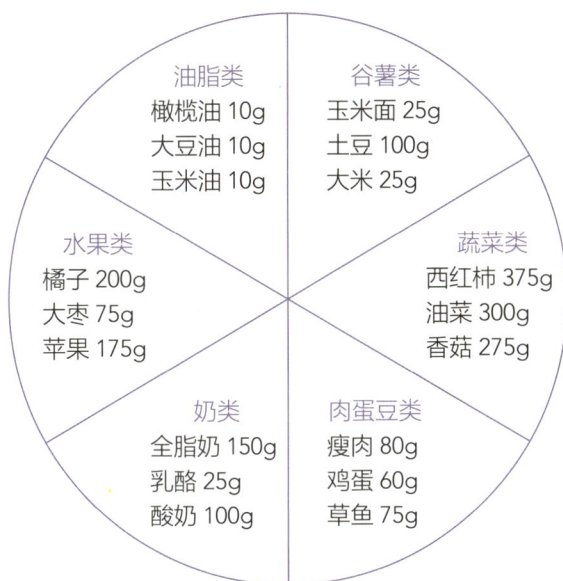

油脂类
橄榄油 10g
大豆油 10g
玉米油 10g

谷薯类
玉米面 25g
土豆 100g
大米 25g

水果类
橘子 200g
大枣 75g
苹果 175g

蔬菜类
西红柿 375g
油菜 300g
香菇 275g

奶类
全脂奶 150g
乳酪 25g
酸奶 100g

肉蛋豆类
瘦肉 80g
鸡蛋 60g
草鱼 75g

不同类食物的交换份

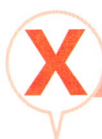

✕ 误区解读

食物交换份可以在不同种类食物之间任意互换

这种说法是错误的。食物交换份法的基本原则是在同类食物之间进行交换，而食物所含主要营养素种类是对食品进行分类的基本依据。不同类食物的营养成分和热量含量差异较大，随意交换可能导致营养素摄入不均衡。例如，在使用食物交换份法时，将一份谷物主食替换为奶制品，没有考虑纤维含量，可能会导致饮食中纤维摄入不足。

食物交换份

零食加餐何时吃，吃什么

　　王先生在确诊糖尿病后需要注意控制饮食，但是工作劳累时就会有饥饿感。他想知道，糖尿病患者可以加餐吗？应该怎么加餐？加餐能吃零食吗？

💡 **小课堂** ● ● ● ● ● ● ● ● ● ●

1. 糖尿病患者可以加餐吗

　　在遵循医嘱和饮食计划的前提下是可以适当加餐的。但需要注意食物的种类、摄入量和时机。加餐并非额外的零食时间，而是糖尿病营养治疗的一部分，要注意避免因加餐导致每天所需膳食总热量超标。

2. 糖尿病患者加餐的时机

　　（1）反复出现餐后高血糖以及餐前低血糖的患者，建议进行分餐，比如早餐的 3/4 可以正常进食，剩余的 1/4 可以在 10 点左右（早餐和午餐之间）进行加餐，以减少血糖波动。

　　（2）高强度体力活动或体育运动可能会诱发低血糖，可在活动前后适当加餐。

　　（3）妊娠糖尿病和 1 型糖尿病患者，应根据血糖监测情况，在容易低血糖的时间点前适当加餐。

3. 糖尿病患者加餐可以吃什么

　　糖尿病患者加餐时，应选择低热量、低糖、低脂、高纤维的食物，如水果、坚果、全麦饼干、蔬菜、奶制品等。同时，加餐的量应适中，不应过多，以避免血糖的急剧升高。但低血糖发作时应选择能够迅速提升血糖的食物，如糖果和含糖饮料，但注意不要吃得过多，以免血糖升高。

知识扩展

糖尿病患者可以吃零食吗

可以吃一些零食，但必须事先了解其热量，并严格控制摄入量。糖尿病患者可选择低升糖指数的水果、粗粮饼干等。过多的零食摄入，尤其是高糖、高脂的零食，会导致血糖升高，应尽量避免。

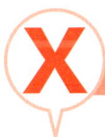

误区解读

糖尿病患者一旦感觉到饥饿就可以加餐

这种说法是错误的。饥饿感不一定都是低血糖，部分患者由于血糖降低速度较快引起不适，但此时测血糖往往不低，那么加餐可能会导致血糖进一步升高。如果患者有饥饿感，应及时测定血糖以明确有无低血糖，判断是否应加餐。

如何才能避免"逢年过节胖三斤"

王先生是一名忙碌的上班族，经常因工作需要在外用餐。作为一名 2 型糖尿病患者，他知道控制饮食对管理血糖至关重要。然而，面对餐厅里琳琅满目的菜品，王先生常常感到困惑，不知道如何作出健康的选择。一次偶然的机会，他在一家餐厅遇到了一位营养师，营养师为他详细讲解了糖尿病患者外出就餐时的饮食注意事项。

小课堂

1. 糖尿病患者外出就餐有哪些挑战

对于糖尿病患者来说，外出就餐可能会面临以下挑战。

（1）食物分量大：餐厅的食物通常分量较大，容易导致过量摄入。

（2）隐藏糖分：许多调味料和烹饪方法中可能含有隐藏的糖分，不易察觉。

（3）高脂肪食物：油炸或奶油类食物往往脂肪含量高，不利于血糖控制。

（4）快餐文化：快节奏的生活使得快餐成为一种便捷选择，但快餐通常营养价值低、热量高。

2. 糖尿病患者外出就餐有何饮食策略

（1）提前规划：了解餐厅的菜单，提前规划好要点的菜品，选择低糖、低脂的食物。

（2）控制分量：可以要求半份或与朋友分享一份菜肴，或者将剩余食物打包带走。

（3）注意烹饪方式：选择蒸、煮、烤等烹饪方式，避免油炸食物。

（4）谨慎添加调料：减少使用含糖调料，如甜酱、蜂蜜等，可以选择醋、柠檬汁等代替。

（5）合理搭配：保证每餐有足够的蔬菜，适量蛋白质，控制碳水化合物的摄入。

（6）饮料选择：避免含糖饮料，选择水、无糖茶或咖啡。

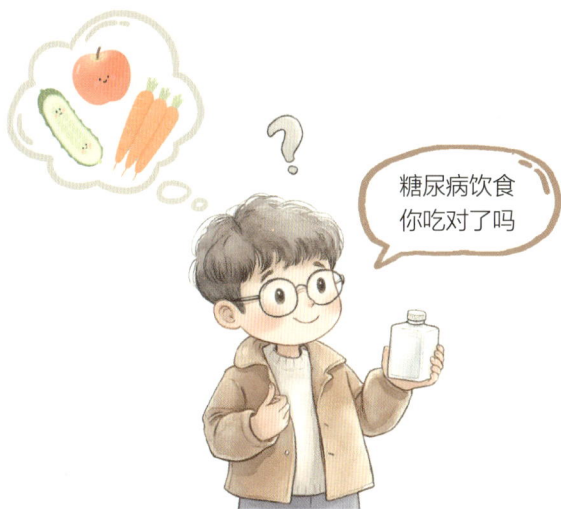

糖尿病患者的零食加餐

知 识 扩 展

外出就餐时的注意事项

（1）阅读标签：如果餐厅提供营养信息，仔细阅读成分标签，了解食物的热量和糖分含量。

（2）交流需求：告知服务员自己的饮食限制，请求特别调整，如少油、少盐等。

（3）餐后活动：餐后适当散步，有助于消化和血糖控制。

✗ 误区解读

1. 外出就餐就意味着放纵

这是不正确的。即使在外就餐，也可以作出健康的选择，关键是要有意识地控制饮食。

2. 所有甜品都不能吃

并非所有甜品都不适合糖尿病患者，选择低糖或无糖甜品，适量享用是可以的。

"0卡糖"真的无糖吗

李女士是一名45岁的2型糖尿病患者，平时对饮食非常注意。最近，她在超市发现了标榜"0卡糖"的面包、馒头和小饼干，可是同行的刘阿姨却说这种"0卡糖"都是骗人的，对身体不好。这是真的吗？难道"0卡糖"也不能随意吃吗？"0卡糖"到底健不健康，糖尿病患者能不能放心食用呢？

小课堂

1. 什么是 0 卡糖，0 卡糖是真的 0 卡吗

"0 卡糖"其实不是糖，是一种填充型甜味剂，它也被称为"代糖"，意思是替代食品中糖的物质。《食品安全国家标准　预包装食品标签通则》（GB 7718—2025）中规定每 100 克或者 100 毫升食品中的总能量小于 17 千焦（大约 4 千卡）可称为无能量。也就是说，"0 卡糖"不一定是绝对 0 卡，可能只是含量很低，可以忽略不计。

2. "0 卡糖"是什么糖

目前，常用于食品中的代糖主要有以下 5 种。

（1）木糖醇：广泛存在于谷物、蔬果中，多是以玉米芯、甘蔗渣为原料加工得到的。

（2）赤藓糖醇：在蔬果中分布广泛，甜度只有蔗糖的 60% ～ 70%。

（3）罗汉果甜苷：从罗汉果中提取出来的，其甜度是蔗糖的 300 倍左右。

（4）甜菊糖苷：从甜叶菊中提取，甜度是蔗糖的 200 ～ 300 倍，常和赤藓糖醇复配来用。

（5）三氯蔗糖：以蔗糖为原料经氯化作用而制成，甜度是蔗糖的 600 倍，常和赤藓糖醇复配来用。

知识扩展

除了对血糖的影响，代糖可能出现的副作用有哪些

（1）腹泻：大多数糖醇不会在胃里分解，而是直接进入肠道，大量食用代糖可能导致腹泻。

（2）对肠道菌群的影响：大量食用代糖可能扰乱肠道菌群，增加心血管疾病风险。

（3）脂肪肝：代糖中的果糖在代谢中直接被肝脏吸收转化为脂肪，与葡萄糖相比，果葡糖浆更容易造成人体脏器内脂肪的沉积，导致非酒精性脂肪肝。

（4）高尿酸血症和痛风：高尿酸血症和痛风患者提倡均衡饮食，避免果糖类饮料的摄入。尽管是"零蔗糖"，但是果糖比蔗糖危害更大。

（5）心脑血管风险：摄入过多含糖饮料或人工甜味剂饮料可能增加人群冠心病及脑卒中，尤其是缺血性脑卒中的发病风险。

X 误区解读

代糖不会影响血糖

这种说法是错误的。代糖虽然替代了部分饮料中的糖，不直接升高血糖，但是会在潜意识里诱导人们选择甜的食物。代糖只能满足味蕾，虽然热量低，但是吃了代糖会更容易饿，"吃了代糖就能多吃其他东西"的代偿心理会刺激人过量进食。代糖虽不同于葡萄

糖等直接代谢升高血糖，但可能通过多种途径影响机体能量摄入与代谢，相关机制之一可能是通过甜味受体增加肠促胰岛素的分泌，上调葡萄糖转运蛋白的表达，影响肠道葡萄糖吸收，从而影响血糖水平。

小故事 **阿斯巴甜的发现**

1965 年，化学家詹姆斯·施拉特（James M. Schlatter）在研究治疗胃溃疡的药物时，意外发现阿斯巴甜的甜味。他无意中舔了舔手指，发现手上沾有的化合物特别甜。阿斯巴甜比糖甜 200 倍，但几乎不含热量，很快成为饮料行业的宠儿。

无糖饮料可以放心喝吗

张女士是一位 40 岁的白领，习惯饮用标有"无糖"的奶茶和咖啡。她认为这些饮料不会影响她的血糖，因此每天都会喝几杯。然而，几周后，她在公司体检时发现血糖水平有所升高。营养师告诉她，尽管这些饮料标榜"无糖"，但它们往往含有代糖和其他成分，如奶精和添加剂，这些成分可能间接影响血糖。原来无糖的饮料也不能随便饮用？无糖饮料和普通饮料究竟有什么区别，对健康有哪些影响呢？

💡 小课堂

1. 什么是无糖饮料？无糖饮料是否真的无糖

我国规定，当食品中的单、双糖含量 ≤ 0.5 克 /100 克（100 毫升）时，就可以标注为"无糖""不含糖"或"0 糖"。但市面上的无糖饮料多是指添加了甜蜜素、木糖醇、安赛蜜等代糖的饮料，因此，这种所谓的"无糖"并不是绝对意义上的"0 糖"。

2. 添加代糖的无糖饮料，糖尿病患者能不能喝

代糖分为营养性（可产生热量）和非营养性（无热量）。常见的营养性代糖有甘露醇、山梨醇、木糖醇、乳糖醇和麦芽糖醇。在非营养性代糖中又分为天然的和人工合成的，天然的有甜菊糖，人工合成的有阿斯巴甜、甜蜜素、糖精、蔗糖素、甜精、安赛蜜和阿力甜等。对于糖尿病患者来说，选择添加了非营养性代糖的无糖饮料，会比添加了营养性代糖的好。虽然营养性代糖（如木糖醇）对血糖影响不大，但摄入多了最后也会变成糖。而非营养性代糖，尤其是天然非营养性代糖（如甜菊糖），则被加入许多糖尿病特医食品中，满足了糖尿病患者"想要尝到甜味，但又要控制血糖"的需求。

3. 能不能放心大胆、无限制地喝无糖饮料

无糖饮料虽然没有添加传统意义上的糖，但它们仍可能通过多种途径对血糖产生影响。

（1）代糖的代偿效应：虽然不直接升高血糖，但可能会通过多种机制间接影响血糖水平。比如，代糖可以通过甜味受体增加肠促胰岛素的分泌，从而上调葡萄糖转运蛋白的表达，影响肠道葡萄

糖的吸收。另外，代糖只能满足味蕾的需求，而不提供热量，这可能导致人们在潜意识里选择更多的甜食或高热量食物，从而摄入过多的总热量。这种代偿行为可能导致体重增加和胰岛素抵抗，进而影响血糖控制。

（2）饮料的其他成分影响代谢过程：无糖奶茶和咖啡可能含有奶精和其他添加剂，这些成分中可能含有隐藏的糖分和脂肪。奶精中的反式脂肪和添加剂中的某些成分可能通过影响代谢过程，间接影响血糖水平。而且即使标称"无糖"，一些饮料中可能含有其他形式的碳水化合物，这些碳水化合物在体内也会转化为葡萄糖，进而影响血糖。

（3）影响肠道菌群：大量食用代糖可能扰乱肠道菌群的平衡，影响肠道健康。研究表明，肠道菌群的失调与代谢综合征、糖尿病等疾病相关。

知识扩展

如何识别"无糖陷阱"

目前，市面上的无糖饮料往往存在多种陷阱，部分商家使用"0蔗糖""低糖"等字眼来诱导消费者，实际上却添加了各种碳水化合物（果糖、半乳糖、乳糖、麦芽糖、植物淀粉和动物糖原等），导致消费者过量摄入糖分。要挑选无糖饮料就要学会看饮料瓶上的营养成分表。

（1）看配料表的顺序，如果前几位配料为白糖、蔗糖、果糖、浓缩果汁、果葡糖浆、砂糖、葡萄糖、淀粉糖浆等，表示食品中含糖量较高，血糖异常人群应尽量不吃。

（2）如果配料中含有人工合成甜味剂，如甜蜜素、糖精、阿斯巴甜、安赛蜜、蔗糖素等，应尽量少量食用。

（3）应选择配料表中含有糖醇类的天然代糖，如木糖醇、山梨醇、麦芽糖醇等，但也应少量食用。

（4）如果配料中含有大量精制谷物或者淀粉类食物原料，会导致摄入大量隐形糖，应尽量选择以全谷物为原料的食物。

✕ 误区解读

饮用代糖饮料都是坏处，不能喝

这种说法是错误的。虽然代糖饮料可能有以上诸多问题，但不管是天然代糖还是人工合成代糖，只要按规定使用的代糖，都是严格经过安全评估的，也就是说是安全的但要掌握摄入的总量。

需要注意的是，苯丙酮尿症患者不能代谢阿斯巴甜的一种代谢成分——苯基氨基酸。因此，不能喝含有阿斯巴甜的无糖饮料。

读懂食物标签上的营养配方表

李奶奶患 2 型糖尿病近 10 年，一直吃药控制血糖。奶奶最近发现自己血糖控制不好，回忆自己按时用药，每天散步，最近还积极参加广场舞锻炼，为什么血糖还是高？李奶奶带着疑惑到医院咨询，经医生询问发现，李奶奶平时喜欢逛超市买些面包、小蛋糕还有饼干等。医生进一步询问，这些食物是否含糖，碳水化合物及脂肪比例多少？李奶奶表示不太清楚。

我们应该如何看食物标签上的营养配方表，不同种类的食物对血糖的影响如何？

小课堂

1. 常见食物标签上的营养成分表包括哪些内容

营养成分表标示的是食品中热量和营养成分的名称、含量及其占营养素参考值百分比。对于食品包装上的营养成分表，我国采取的是"1 + 4"模式，"1"是热量；"4"是四大核心营养素（蛋白质、脂肪、碳水化合物、钠），除了部分豁免食品（如包装的饮用水、现制现售的食品、乙醇含量 > 0.5% 的饮料、酒类等）外，所有食品的营养成分表上，都必须标示这 5 个成分。营养素参考值百分比（NRV）是《食品安全国家标准　预包装食品标签通则》（GB 7718—2025）中的强制标示内容，表示 100 克或 100 毫升或一份食物所含的某种营养成分占该营养成分的推荐日摄入量百分比。

除了营养成分表，食品包装上还会有产品配料说明。在各种配料中，《食品安全国家标准　预包装食品标签通则》（GB 7718—2025）中要求按照制造或加工食品时加入量的递减顺序——排列，加入量不超过 2% 的配料可以不按递减顺序排列。

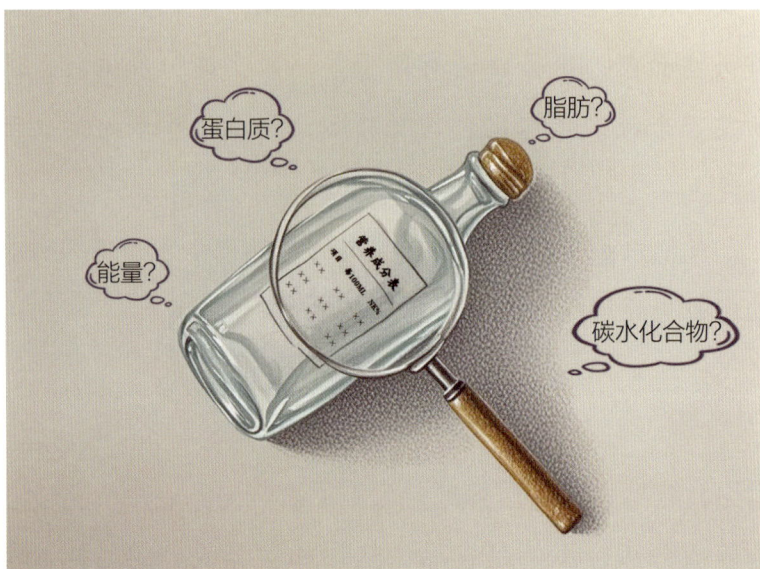

食品营养成分表

2. 不同种类的食物对血糖有哪些影响

食物 GI 影响血糖升高的速度、幅度和持续时间，这是食物中的糖类、脂肪、蛋白质等成分共同作用的结果。比较来说，糖类对血糖的影响较大，升糖速率较快；脂肪和蛋白质对血糖的影响较小，升糖速率较慢。

饮食中正常比例的蛋白质（≤ 20%）对血糖没有什么影响。富含脂肪的食物，会导致延迟出现的餐后高血糖；脂肪可以降低餐后 2～3 小时的总体血糖波幅，但导致进餐 3 小时后的高血糖，这种作用与脂肪类食物延缓了胃肠道排空有关。食物中的糖类是餐后血糖波动的主要因素。研究发现，部分淀粉类食物比单、双糖对血糖的影响更大，淀粉类食物经消化吸收后分解成葡萄糖，是血糖上升的主要食物来源。

3. 应如何挑选适合糖尿病患者的食物种类

GI 可以反映食物摄入后对人体血糖的影响，按照 GI 的高低，食物可划分为以下 3 类：高 GI 食物，GI > 70；中 GI 食物，55 < GI ≤ 70；低 GI 食物，GI ≤ 55。食物 GI 高，会导致血糖在短时间内剧烈变化。糖尿病患者应尽量选择低 GI 食物，低 GI 食物可以明显缓解餐后高血糖状态，减少血糖波动，利于餐后血糖控制。常见的低 GI 食物有全麦意大利面、花生、黄豆、黄瓜、白萝卜、脱脂牛奶、黑巧克力等。

知识扩展

除了 GI，还有什么指标可以协助选择食物种类

血糖负荷（GL）反映的是吃不同数量的一种食物对血糖的影响程度，是指特定食物所含碳水化合物的质量（克）与其 GI 的乘积。GL ≤ 10，低血糖负荷食物；GL ≥ 20，高血糖负荷食物；GL 介于 11 ~ 19，中血糖负荷食物。一日摄食的总食物 GL < 80，为低 GL 饮食；若 > 120 为高 GL 饮食；介于 80 ~ 120 为中 GL 饮食。建议糖尿病患者每日饮食的 GL 以 80 ~ 120 为佳。

合理饮食也降糖

张大爷今年 65 岁，患 2 型糖尿病已 3 年，目前口服降糖药控制血糖。近几日，张大爷看科普节目的专家提及：合理的

饮食模式可以有效控制血糖，预防并减少糖尿病并发症的风险。张大爷心生疑惑，什么是合理的饮食模式呢？不同饮食模式对血糖的影响如何？

小课堂

1. 目前常见的饮食模式有哪些

膳食中包含蛋白质、碳水化合物、脂肪、维生素、矿物质等各类营养素，任何一种单一食物都不能提供人体所需的全部营养素。各种食物按合理的比例组合摄入，才能提供全面均衡的营养，在控制合理体重的同时促进健康。目前，全球流行的饮食模式多种多样，下面简要介绍几种影响血糖控制的饮食模式。

（1）低碳水饮食：碳水化合物摄入量小于总能量摄入量的25%。

（2）适量碳水饮食：碳水化合物摄入量占总能量摄入量的25%～45%。

（3）生酮饮食：碳水化合物摄入量占总能量摄入量的5%～10%，其余部分由脂肪（占总能量摄入的70%～80%）和蛋白质（每千克体重1克，占总能量摄入的10%～20%）提供。

（4）低脂饮食：脂肪摄入量小于总能量摄入量30%，蛋白质摄入量占总能量摄入量的10%～15%，谷物类摄入量高。

（5）高蛋白饮食：蛋白质摄入量占总能量摄入量的25%～35%。

（6）地中海饮食：以各种微加工的全麦面包、全谷物或其他豆类做主食，大量食用蔬菜，橄榄油、坚果是脂肪的主要来源，坚果和水果作为日常甜点，奶制品食用量少或适中，鱼、家禽和鸡蛋适量食用，较少食用红肉（每周 1 次）。

（7）素食饮食：不吃肉和鱼，也不吃其他动物制品。

（8）低 GI 饮食：摄入的碳水化合物多来自低 GI 食物，如燕麦、全麦面包，以及豌豆等豆类。

2. 不同饮食模式对血糖的影响是什么

医学营养治疗是糖尿病的基础治疗措施，应贯穿于糖尿病管理的始终。饮食模式在糖尿病管理中起着非常关键的作用，合理的饮食模式可以帮助控制血糖水平，减少糖尿病并发症的发生风险，并提供身体所需要的营养。有研究人员对多项随机对照试验进行网络荟萃分析，通过比较不同饮食模式对糖化血红蛋白与空腹血糖的影响，发现与常规饮食相比，生酮饮食、地中海饮食、适量碳水饮食和低 GI 饮食对血糖控制更有益。

3. 2 型糖尿病患者怎么选择饮食模式

2 型糖尿病患者的最佳饮食模式目前尚未达成共识。但根据英国糖尿病协会和美国糖尿病协会推荐，在糖尿病的预防和管理方面，可遵循以下营养摄入原则：饮食应包含非淀粉类蔬菜；尽量减少添加糖和精制谷物摄入。糖尿病患者在制订饮食计划时，应根据个人情况和医生建议进行调整，特别是要考虑糖尿病的类型、治疗方案和其他相关疾病的存在。

知识扩展

2 型糖尿病患者医学营养治疗的目标是什么

2 型糖尿病患者医学营养治疗的目标：①通过平衡食物摄入与运动、药物和胰岛素，尽可能保持血糖水平接近目标值；②达到最佳的血压和血脂水平；③提供合适的热量，达到健康、理想的体重并维持；④管理风险因素并预防糖尿病并发症；⑤满足个人的营养需求，结合个人和文化偏好及改变的意愿。

答案：1. A；2. D；3. √

健康知识小擂台

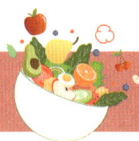

单选题：

1. 糖尿病饮食治疗原则是（　　）

    A. 低糖、低脂、适量蛋白质、高纤维素、高维生素饮食

    B. 低糖、高脂、高蛋白质、高纤维素、高维生素饮食

    C. 低糖、低脂、高蛋白质、高纤维素、高维生素饮食

    D. 低糖、低脂、高蛋白质、低纤维素、高维生素饮食

2. 糖尿病饮食计算常用的食品交换份法对食品进行分类的依据是（　　）

    A. 所含热量多少　　　　　B. 所含蛋白质种类

    C. 所含糖类种类　　　　　D. 所含主要营养素种类

判断题：

3. 在控制总热量的情况下糖尿病患者可以少食多餐。（　　）

糖尿病患者的四季三餐自测题

（答案见上页）

糖尿病患者
怎么动

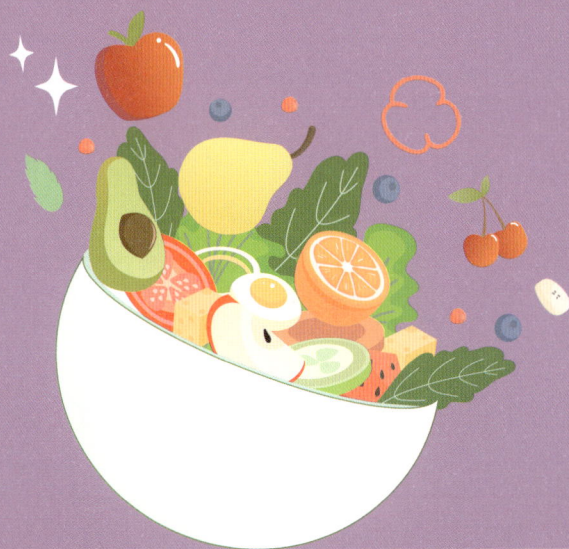

哪种运动可减肥

王小姐是一名大学生，平时喜欢宅在宿舍看剧、玩游戏，缺乏运动。她发现自己的体重逐渐增加，体能也明显下降，爬楼梯时经常气喘吁吁。为了改善健康状况，王小姐决定开始进行有氧运动，但她不太了解有哪些有氧运动及其对身体的具体影响。她希望了解更多关于有氧运动的知识。

小课堂

1. 什么是有氧运动

有氧运动是指长时间内进行中低强度的运动，这类运动主要依靠氧气供应来提供能量。常见的有氧运动包括跑步、游泳、骑自行车、跳舞和快走等。与无氧运动相比，有氧运动强度适中，持续时间较长。

2. 有氧运动的种类有哪些

（1）跑步：一种简单而有效的有氧运动，能够提高心肺功能和耐力。

（2）游泳：全身性有氧运动，对关节冲击小，适合各种年龄段的人群。

（3）骑自行车：有效的有氧运动，能够增强下肢力量和心肺功能。

（4）跳舞：趣味性强的有氧运动，能够锻炼全身肌肉，提升身体协调性。

（5）快走：适合所有人的有氧运动，能够改善心血管健康，促进新陈代谢。

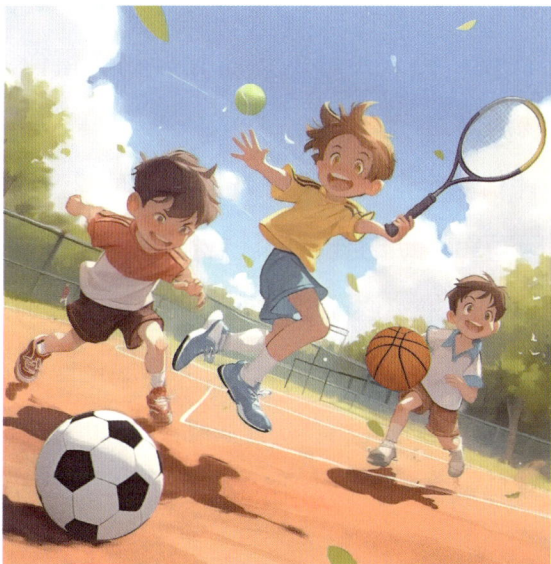

有氧运动

3. 如何进行有效的有氧运动

（1）制订目标：明确目标，如减肥、增强心肺功能或提高耐力。

（2）选择运动类型：选择适合自己的有氧运动，如跑步、游泳、骑自行车、跳舞或快走。

（3）制订计划：①热身和放松，每次运动前热身5～10分钟，结束后放松5～10分钟；②逐步增加强度，从低强度开始，逐渐增加运动强度和时间；③多样化训练，结合多种有氧运动，保持趣味性。

（4）频率和强度：①频率，每周 3 ~ 5 次，每次 30 ~ 60 分钟；②强度，目标心率达到最大心率的 50% ~ 70%（最大心率 = 220 − 年龄）。

（5）重视休息：每周安排 1 ~ 2 天休息时间，确保身体恢复。

（6）均衡饮食：摄入足够的碳水化合物、蛋白质和脂肪，补充维生素和矿物质。

（7）定期评估：定期评估训练效果，及时调整计划。

4. 为什么进行有氧运动时要特别注意循序渐进的原则

（1）提高运动效果：逐渐增加运动强度和持续时间，可以让身体逐步适应运动负荷，从而提高心肺功能、燃烧脂肪和提升耐力。

（2）减少运动风险：没有运动基础的人如果突然进行高强度有氧运动，容易导致运动损伤。循序渐进能让身体适应运动负荷，降低受伤风险。

（3）避免疲劳：一开始就进行高强度有氧运动，可能会导致身体疲劳、肌肉酸痛，影响后续运动计划。循序渐进能让身体逐步适应，避免过度疲劳。

知识扩展

有氧运动对身体有哪些影响

（1）提高心肺功能：有氧运动能够增强心脏和肺部的功能，提高血液和氧气的运输效率。

（2）促进新陈代谢：增加身体的基础代谢率，帮助燃烧更多的卡路里，有助于减肥。

（3）增强耐力：长期进行有氧运动可以显著提高身体的耐力和持久力。

（4）改善心理健康：有氧运动可以释放内啡肽，减轻压力，改善情绪，降低抑郁和焦虑的风险。

（5）维持神经肌肉活性：有氧运动有助于维持神经肌肉活性。它能够促进骨骼的血液循环和代谢，提高骨密度，使骨骼更加坚韧和富有弹性，从而延缓骨质疏松和脱钙等衰老现象。同时，有氧运动还能提升关节的灵活性。

（6）控制体重：有氧运动通过消耗卡路里，帮助控制体重，预防肥胖。

想变强壮如何动

李女士是一名上班族，平时工作繁忙，长期缺乏运动。最近，她发现自己的体力明显下降，工作压力也让她感到疲惫不堪。她决定开始锻炼身体，但是她对无氧运动的种类和对身体的影响不太了解。她想要知道无氧运动是否适合她，以及这些运动会对她的身体产生哪些影响？

💡 小课堂 ● ● ● ● ● ● ● ● ● ● ● ● ● ● ●

1. 什么是无氧运动

无氧运动是指短时间内进行高强度的运动，身体主要通过无氧代谢提供能量。这类运动通常持续时间较短（几秒到几分钟），但强度大，例如举重、短跑、跳高等。无氧运动的特点是爆发力强，能够有效增强肌肉力量和耐力。

2. 无氧运动的主要种类有哪些

（1）力量训练：包括举重、深蹲、卧推、硬拉等。这类运动主要通过高强度的阻力训练，增加肌肉的力量和体积。

（2）短跑和冲刺：如 100 米短跑、200 米短跑等，这类运动在短时间内最大限度地调动肌肉的力量和速度。

（3）高强度间歇训练：一种结合短时间高强度运动与短暂休息或低强度运动的训练方法，如跳绳、间歇跑等。

（4）竞技项目：包括跳高、跳远、铅球、标枪等，这些项目需要在瞬间发挥出最大力量和速度。

3. 无氧运动适合所有人吗

无氧运动并不适合所有人。对心血管疾病患者或身体素质较差的人群，进行无氧运动前应咨询医生或专业教练，以确保安全。同时，无氧运动对肌肉和关节的负荷较大，初学者应逐渐增加强度，避免运动损伤。

4. 如何进行合理有效的无氧运动

（1）明确目标：确定增强肌肉力量、增加肌肉体积或提高爆发力等具体目标。

（2）选择运动类型：选择适合自己的无氧运动，如举重、短跑、跳高、跳远或高强度间歇训练。

（3）制订计划：①热身和拉伸，每次训练前热身 5 ~ 10 分钟，训练后进行拉伸；②逐步增加强度，从低强度开始，逐渐增加强度和训练量；③多样化训练，结合不同种类的无氧运动，保持多样性。

（4）控制频率和强度：每周进行 2～4 次，每次 30～60 分钟，强度根据个人体能调整。

（5）重视恢复和休息：合理安排训练和休息，每周至少休息 1～2 天。

（6）均衡饮食：摄入足够的蛋白质、碳水化合物和脂肪，适当补充维生素和矿物质。

（7）定期评估和调整：根据身体变化和目标达成情况，及时调整训练计划。

知识扩展

无氧运动对身体的影响有哪些

（1）增强肌肉力量和体积：无氧运动通过高强度的肌肉收缩，刺激肌纤维的生长，从而增加肌肉的力量和体积。力量训练能够显著提高肌肉的抗张能力和爆发力。

（2）提高代谢率：无氧运动能够增加基础代谢率，使身体在静息状态下消耗更多的能量，有助于体重管理和脂肪减少。

（3）促进骨密度增加：高强度的无氧运动对骨骼有机械性刺激，能够增加骨密度，减少骨质疏松的风险。

（4）改善心血管健康：尽管无氧运动主要依靠无氧代谢，但其高强度的特点也对心血管系统产生良好的刺激作用，有助于提高心肺功能。

（5）提高心理健康：无氧运动能够释放压力，提升自信心，改善情绪状态。高强度的训练还可以促进体内内啡肽的释放，带来愉悦感。

（6）增强耐力和爆发力：通过持续的高强度训练，无氧运动能够显著提高肌肉的耐力和爆发力，使运动员在短时间内发挥出更大的力量和速度。

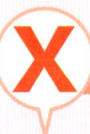

X 误区解读

无氧运动会导致体重迅速增加

有些人担心无氧运动会导致体重迅速增加，尤其是增加肌肉重量。事实上，无氧运动确实可以增加肌肉质量，但这并不等同于不健康的体重增加。增加的肌肉不仅能提高代谢率，还能帮助燃烧更多的脂肪，改善体形。因此，适量的无氧运动不仅不会导致不健康的体重增加，反而有助于塑造更健康、更紧实的身体。

科学运动才能有效降糖

张先生是一名教师，平时工作忙碌，很少进行运动。最近，他发现自己体力不如从前，还容易疲劳。为了改善健康状况，他决定开始进行运动。但他不太清楚如何合理安排运动的频次、强度和时间，不知道是不是运动时间越长越好呢？

小课堂

1. 什么是运动频次

运动频次是指每周进行运动的次数。合理的运动频次能够帮助身体逐步适应运动强度，增强心肺功能和体能。一般建议每周进行 3 ~ 5 次有氧运动。

2. 什么是运动强度

运动强度是指运动时的体力消耗程度，可以通过心率来衡量。目标心率通常为最大心率的 50% ~ 70%，最大心率（次 / 分）= 220 – 年龄。例如，30 岁的人最大心率是 190 次 / 分，目标心率应为 95 ~ 133 次 / 分。

3. 每次运动时间多久为宜

每次运动的持续时间应在 30 ~ 60 分钟，这样可以充分激发身体的有氧代谢，提高心肺功能和耐力素质。

4. 如何确定运动强度是否适宜

通过监测心率来确定运动强度是否适宜。目标心率通常为最大心率的 50% ~ 70%，运动时感觉适度疲劳，但仍能保持对话。

知识扩展

为什么不进行高强度长时间的运动

（1）过度疲劳和疲劳积累：长时间高强度运动会导致身体过度疲劳，影响日常生活和工作。疲劳积累不仅使运动效果下降，还可能延长恢复时间，影响后续训练。长期疲劳还可能导致免疫系统功能减弱，增加患病风险。

（2）运动损伤风险增加：高强度长时间运动对肌肉和关节的负荷较大，容易导致肌肉拉伤、关节炎症和韧带损伤。特别是没有足够运动基础的人，突然进行高强度、长时间运动，受伤的风险更高。合理安排运动强度和时间，可以让身体逐步适应，减少运动损伤的发生。

（3）心血管系统负担过重：高强度运动对心血管系统的压力较大，尤其是对初学者和心血管功能较弱的人群，可能增加心脏病和其他心血管疾病的风险。逐步增加运动强度和时间，能够让心血管系统有足够的适应时间，降低健康风险。

（4）影响免疫系统：长时间高强度运动可能暂时抑制免疫系统功能，增加患病的风险。适度的有氧运动可以增强免疫系统，但过度运动可能适得其反。因此，合理控制运动强度和时间，避免过度训练，才能有效提高免疫力。

（5）影响心理健康：高强度长时间运动可能导致心理压力增加，影响情绪和心理健康。合理安排运动计划，保持适度的运动量，不仅有助于身体健康，还能提高心理健康水平，减少焦虑和抑郁的发生。

合理安排运动的频次、强度和时间是保证健康和运动效果的关键。每次有氧运动的持续时间建议控制在 30 ~ 60 分钟，强度保持在目标心率的 50% ~ 70%。通过科学的运动计划，可以有效提高体能，避免过度疲劳和运动损伤。

✗ 误区解读

1. 运动时间越长越好

许多人认为，运动时间越长效果越好。实际上，超过60分钟的高强度有氧运动可能会导致疲劳和运动损伤。合理安排运动时间，每次在30~60分钟，能够有效提高体能并减少运动伤害的风险。

2. 高强度长时间运动能更快减肥

虽然高强度长时间运动能快速消耗卡路里，但也容易导致过度疲劳和运动损伤，影响长期减肥效果。合理的运动频次和强度，结合健康饮食，才是长期减肥的关键。

运动安全最重要

王先生患2型糖尿病快10年了，一直按照医生建议口服降糖药物、控制饮食，血糖控制得不错。近几日，王先生准备开始锻炼身体，他想知道糖尿病患者进行运动安全吗，需要注意些什么呢？

💡 小课堂

1. 为什么要关注糖尿病患者的运动安全

糖尿病患者常合并多种并发症如心血管疾病、高血压、外周神经病变、自主神经病变、糖尿病性视网膜病变，这使得保证运动的安全性尤为重要。不恰当的运动方式或强度可能会造成的心血管事件（心绞痛发作、猝死等）、肾脏损害、眼底出血、代谢紊乱以及骨关节韧带损伤等。

2. 糖尿病患者在运动时需要注意些什么

（1）运动要定时定量，不要在注射胰岛素和／或口服降糖药物发挥最大效应时做运动训练，一般在餐后 1～3 小时为宜；糖尿病患者不要在空腹时进行运动，运动量也不宜过大。为预防糖尿病患者发生运动性低血糖现象，建议患者在进行运动时，身上常备些快速补糖食品，以便及时补充糖分、预防低血糖昏迷的发生。

（2）胰岛素注射部位原则上以腹壁脐周为佳，尽量避开四肢等运动肌群，以免加快该部位的胰岛素吸收，从而诱发低血糖。

（3）每天检查双脚，运动时要选择合脚、舒适的运动鞋和袜子，要注意鞋的透气性和密闭性，袜子要吸汗、袜口要宽松，避免足部受伤，如发现足部感染、红肿、青紫、出现水疱等情况，需要及时就医。

（4）户外运动时要避免恶劣天气，不要在酷暑时节炙热的阳光下或严冬时节凛冽的寒风中运动。

（5）合并严重并发症的糖尿病患者，应当首先由运动医学或康复医学的专业人员进行评估，制订合理的运动方案。

（6）如运动过程中发生胸闷、胸痛、腿痛等不适，应当立即停止运动和原地休息，并尽快去医院就诊。

📚 **知识扩展**

糖尿病患者运动治疗的适应证和禁忌证

（1）适应证：无急性高血糖并发症（如酮症），以及严重血管并发症的糖尿病患者。在饮食指导和药物治疗的基础上，进行运动疗法，必要时先咨询医生，获得相应指导。

（2）禁忌证：糖尿病酮症酸中毒、空腹血糖大于 16.7 毫摩尔 / 升、糖尿病增殖性视网膜病、肾病（肌酐 > 1.768 毫摩尔 / 升）、严重心脑血管疾病、合并急性感染的患者。

运动可当一片药

李大爷年近 70 岁，患 2 型糖尿病 10 余年，一直口服 3 种降糖药物。从去年开始，李大爷每天坚持散步 1 小时，跳广场舞 1 小时。近半年，李大爷仅需服用一种降糖药，监测血糖水平平稳。亲戚在探望李大爷得知该情况时表示疑惑，坚持运动可以帮助降血糖吗？运动对血糖有什么影响？

💡 **小课堂** · · · · · · · · · · · · · · ·

1. 运动的哪些因素可以影响血糖

运动的许多因素都可以影响血糖，包括运动持续时间、运动强度、运动前血糖，以及体内多种激素等。此外，个人健康状况及营养状况也影响血糖反应。在糖尿病的预防中，运动是不可或缺的一环，通过积极运动可改善患者的胰岛素抵抗、降低血糖水平。

2. 运动能降多少血糖

定期规律运动可有效改善成人 2 型糖尿病患者的血糖。根据《中国 2 型糖尿病运动治疗指南（2024 版）》，规律有氧运动可以使糖化血红蛋白下降 0.5%～0.7%；抗阻运动可使糖化血红蛋白下降约 0.4%，降低骨骼肌流失率，提高骨骼肌葡萄糖处理率；而 3～6 个月有氧运动联合抗阻运动则可以使糖化血红蛋白下降最高达 0.89%，每周有氧运动累计超过 150 分钟效果更佳。此外，八段锦或太极拳等传统民族体育运动为中等强度运动，每周不少于 3 次、每次 40 分钟、连续 12 周的上述运动可使糖化血红蛋白下降不少于 0.4%。糖尿病患者可根据个体健康状况、年龄、体重和个人目标，逐渐增加运动的强度和时长。

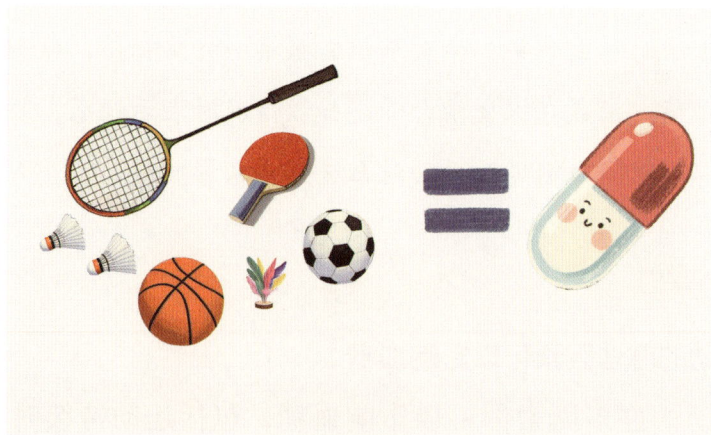

运动处方

3. 哪些情况暂时不适合运动

（1）病情控制不佳，血糖很高（＞16.7毫摩尔/升），或血糖波动明显的人。此类病友在血糖没有得到很好控制之前不要参加运动。

（2）近期有明显眼底出血、视网膜脱离及青光眼者，应在病情控制后再参加运动。

（3）有糖尿病肾病，尿中有蛋白、红细胞及管型者，应减少运动量。

（4）血压明显升高（高于180/110毫米汞柱）应暂停运动。

（5）有严重的心律失常，心功能不全，轻度活动即发生心绞痛，或4周内有新发心肌梗死，应中止运动。

知识扩展

2型糖尿病患者推荐什么时间运动，运动多长时间有益

糖尿病患者不适合空腹运动，尤其是空腹晨练。由于糖尿病患者糖代谢调节能力差，容易出现低血糖，然后血糖又反跳性升高，引起血糖波动，不利于血糖的有效控制。建议餐后1小时（从吃第一口饭开始算）左右开始运动，持续时间不少于10分钟，一般在30~60分钟之间。具体应根据自身年龄、身体情况，量力而行，循序渐进。

慢性病人群如何"动"

　　高先生今年 62 岁，患高血压和 2 型糖尿病近 4 年，目前虽口服多种降血压药物和降糖药物，但血压和血糖仍然控制不理想。他有"啤酒肚"，腰围已经达到了 116 厘米。3 天前，高先生听广播说，规律进行运动能帮助改善血压和血糖，这是真的吗？对于高血压、2 型糖尿病这样的慢性疾病患者该如何进行运动呢？

小课堂

1. 为什么罹患高血压、糖尿病等慢性疾病的患者要进行运动

　　规律的运动对于高血压、糖尿病等慢性疾病的防控具有重要作用。研究发现，运动不但可以降低高血压、糖尿病高危人群将来发病的风险，还可以改善患者的血压、血糖水平。坚持规律有氧运动可降低高血压患者收缩压 3.8 毫米汞柱、舒张压 2.58 毫米汞柱。此外，高血压患者定期进行体育锻炼可以降低心血管死亡和全因死亡的风险。对于糖尿病患者而言，规律运动可增加糖尿病患者的胰岛素敏感性、改善患者身体成分（如身体脂肪、肌肉的比例等）及生活质量，并且有助于控制血糖，减少心血管危险因素，降低糖尿病患者死亡风险。规律运动 8 周以上可降低 2 型糖尿病患者糖化血红蛋白 0.66%。

　　综上所述，高血压、糖尿病等慢性病患者进行规律运动对自身

的健康是十分重要的。

2. 高血压患者如何进行运动

建议高血压患者除日常生活的活动外，每周进行 4～7 天，每天累计 30～60 分钟的中等强度运动（例如步行、慢跑、游泳、健身操、骑自行车等）。运动形式包括有氧运动、抗阻运动和伸展运动等。建议以有氧运动为主，无氧运动作为补充。运动强度需要因人而异，既往没有运动习惯的患者，运动要从低强度开始，循序渐进，逐渐延长运动的时间并逐渐增加运动的强度，在自身能够耐受的前提下尽量达到上述运动目标。常用运动时最大心率来评估运动强度，中等强度运动的定义是指能达到最大心率 60%～70% 的运动。高危患者在运动前需进行评估。

3. 糖尿病患者如何进行运动

对成年 2 型糖尿病患者推荐每周至少进行 150 分钟（如每周运动 5 天、每次 30 分钟）中等强度有氧运动（60%～70% 最大心率，运动时有点费力，心跳和呼吸加快但不急促），例如，骑车、慢跑、游泳、打羽毛球等。同时，患者每周最好再辅助进行 2～3 次抗阻运动，锻炼上下肢和躯干肌肉群，改善肌肉力量和耐力。运动也需遵循循序渐进、个体化的原则。

知识扩展

1. 糖尿病患者在何种情况下不适合运动

当糖尿病患者存在以下情况时不适合运动：①空腹血糖 > 16.7 毫摩尔 / 升；②血糖低于 3.9 毫摩尔 / 升；③糖尿病酮症酸中毒；

④糖尿病患者出现增殖性视网膜病变、严重的肾病、严重的心脑血管疾病（不稳定型心绞痛、严重心律失常、短暂性脑缺血发作）等合并症；⑤糖尿病合并急性感染。

2. 常见的抗阻运动有哪些

抗阻运动是指肌肉在克服外来阻力时进行的主动运动。这个阻力可以来自运动器械（如哑铃、弹力带等），也可以是他人或自身施加的。常见的抗阻运动包括：深蹲起、俯卧撑、举哑铃、仰卧起坐、卧推、引体向上等。抗阻运动可以增强肌肉的力量，改善肌肉质量，防止肌肉萎缩，同时具有改善代谢的作用。

答案：1. B；2. C；3. ×

健康知识小擂台

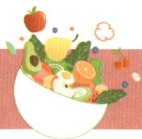

单选题:

1. 有氧运动的主要作用是(　　)

　　A. 增强肌肉力量　　　　B. 提高心肺功能

　　C. 提高柔韧性　　　　　D. 改善平衡能力

2. 关于糖尿病运动疗法的描述错误的是(　　)

　　A. 为防低血糖,不要在空腹时运动

　　B. 心肺异常者出现气促、心悸时,应停止运动

　　C. 1 型糖尿病患者应更加重视运动疗法,加大运动量

　　D. 运动时随身携带糖果,发生低血糖时及时进食

判断题:

3. 高血压、糖尿病患者通过运动治疗就可以停止服用降压药、降糖药了。(　　)

糖尿病患者
怎么动自测题

(答案见上页)

糖尿病患者的用药选择

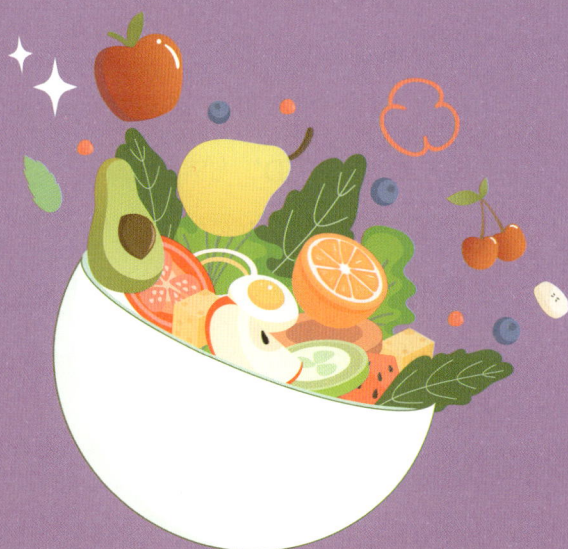

"五花八门"的降糖药

周先生最近刚确诊了2型糖尿病,空腹血糖7.6毫摩尔/升,餐后2小时血糖10.2毫摩尔/升,BMI为24.6千克/米²,目前还未口服降糖药物,面对各种各样的降糖药物,周先生不知道该选择哪种降糖药物,哪些降糖药物副作用小,他该怎么选择呢?

💡 **小课堂**

1. **口服类降糖药物都包括哪些种类,作用机制是什么**

（1）以促进胰岛素分泌为主要作用机制的药物:磺脲类（格列美脲、格列齐特等）、格列奈类（瑞格列奈、那格列奈等）、DPP-4抑制剂（磷酸西格列汀、利格列汀等）。

（2）其他作用机制降低血糖的药物:

①双胍类（二甲双胍等）:减少肝脏葡萄糖的输出和改善外周胰岛素抵抗;②噻唑烷二酮类（TZD,如吡格列酮、罗格列酮等）:改善胰岛素抵抗,增加靶细胞对胰岛素的敏感性;③ α- 糖苷酶抑制剂（阿卡波糖、伏格列波糖等）:抑制和延缓碳水化合物在小肠上部的吸收;④ SGLT2抑制剂（达格列净、恩格列净等）:抑制肾脏对葡萄糖的重吸收,促进尿糖排泄。

2. **注射类的降糖药物都包括哪些**

（1）胰岛素:①根据来源和化学结构的不同,胰岛素可以分为动物胰岛素、人胰岛素和胰岛素类似物；②根据胰岛素作用特点的区别，胰岛素可分为速效胰岛素类似物、短效胰岛素、中效胰岛素、长效胰岛素、长效胰岛素类似物、预混胰岛素、预混胰岛素类似物和双胰岛素类似物。

（2）GLP-1受体激动剂：通过激活GLP-1受体的方式刺激胰岛素分泌和抑制胰高血糖素分泌，增加外周肌肉和脂肪组织葡萄糖摄取，抑制肝脏葡萄糖生成；同时可以抑制胃排空，抑制食欲来发挥降糖作用。

根据药代动力学特点，此类药物可分为日制剂包括贝那鲁肽、艾塞那肽、利司那肽、利拉鲁肽等，周制剂包括艾塞那肽周制剂、度拉糖肽、洛塞那肽、司美格鲁肽等。

（3）GLP-1受体激动剂与基础胰岛素的复方制剂：德谷胰岛素利拉鲁肽注射液、甘精胰岛素利司那肽等。

3. 不同口服降糖药物的副作用都有哪些

（1）双胍类药物：主要不良反应是胃肠道反应。

（2）磺脲类、格列奈类药物：如果使用不当可能导致低血糖，还可能引起体重增加。

（3）TZD：常见不良反应包括水肿和体重增加；有部分研究发现其与骨折和心力衰竭风险增加相关；与促泌剂联用可增加低血糖风险。

（4）α-糖苷酶抑制剂：常见不良反应为胃肠道反应（如腹胀、排气等）。

（5）SGLT2抑制剂：常见不良反应为泌尿生殖系统感染、血容量不足相关反应，较为少见不良反应包括酮症酸中毒。

（6）DPP-4 抑制剂：主要不良反应有鼻咽炎、头痛、上呼吸道感染等，其他一些很少见的不良反应有血管神经性水肿、超敏反应、肝酶升高、腹泻、咳嗽、淋巴细胞绝对计数降低等。

在考虑（某种）降糖药物是否适合某个糖尿病患者时，需要进行全面评估，包括糖尿病病程、体重、并发症、合并症、肝肾功能、血糖水平等。因此，选用哪些降糖药物应当由患者与医生共同决定，以确保选择最适合患者个体需求的治疗方案，并告知药物可能的不良反应，采取何种措施减少不良反应的发生。如对于使用 SGLT2 抑制剂的患者，可告知其通过多饮水、注意清洁等措施减少低血容量和泌尿生殖系统感染的发生风险。

📚 知识扩展

目前有肾脏获益的药物有哪些

目前，部分 SGLT2 抑制剂及 GLP-1 受体激动剂类降糖药物已被证实具有肾脏保护作用，例如 CREDENCE 研究发现卡格列净能够降低肾脏终点风险（包括终末期肾病、肾衰竭死亡、肌酐倍增等），DAPA-CKD 研究发现达格列净也能够降低肾脏部分终点风险（包括终末期肾病、肾衰竭死亡、肾小球滤过率降低超过 50% 等）。另外，一项关于司美格鲁肽对 2 型糖尿病患者慢性肾脏病影响的研究发现司美格鲁肽也可以降低肾脏主要终点事件的发生风险。

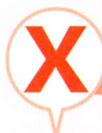

老年女性由于其生理特点容易发生泌尿系统感染，因此不适合选用 SGLT2 抑制剂类药物

这种说法是错误的。虽然 SGLT2 抑制剂的主要作用机制是经过肾脏排糖，但是如果每日足量饮水，大部分患者不会出现泌尿生殖系统感染，而且 SGLT2 抑制剂已被证实具有明确的心肾获益，因此对于合并此类疾病的患者（包括女性患者）还是建议优先选用。

"五花八门"的降糖药如何选择

王先生刚被诊断为 2 型糖尿病，查静脉空腹血糖 7.5 毫摩尔 / 升，还未服药。面对复杂的降糖药物，他不知道该从哪种药物开始服用，也不知道不同种类药物对血糖、体重作用是否有区别。他听说注射胰岛素降血糖会更快，这是真的吗？他能直接注射胰岛素降血糖吗？需要注意的是，糖尿病患者的用药需要在医生指导下进行，不能随意调整降糖药。

💡 小课堂

1. 什么是 2 型糖尿病一线治疗方法

生活方式干预和二甲双胍药物治疗是 2 型糖尿病患者的一线治疗手段，尤其是生活方式干预（包括饮食、运动）是 2 型糖尿病的基础治疗手段并应该贯穿始终。同时，如果没有二甲双胍的使用禁忌证，如糖尿病急性并发症、严重肾功能不全等，应该将二甲双胍作为 2 型糖尿病治疗的首选药物。

2. 什么是 2 型糖尿病二联、三联治疗

当使用 1 种降糖药物无法控制血糖达标（糖化血红蛋白 ≥ 7.0%）时，应考虑采用 2 ～ 3 种不同机制的降糖药物联合治疗，以下是可选用的二线治疗药物。

（1）不合并动脉粥样硬化性心血管疾病（ASCVD）及相关高危因素、心力衰竭、慢性肾病的患者：胰岛素促泌剂、α- 糖苷酶抑制剂、DPP-4 抑制剂、噻唑烷二酮类增敏剂、SGLT2 抑制剂、GLP-1 受体激动剂、胰岛素。

（2）合并 ASCVD 或有高危因素、心力衰竭、慢性肾病的患者：若合并 ASCVD 或有高危因素，首选 GLP-1 受体激动剂或 SGLT2 抑制剂；若合并心力衰竭，首选 SGLT-2 抑制剂；若合并慢性肾脏病，首选 SGLT2 抑制剂或 GLP-1 受体激动剂。

（3）若二联治疗 3 个月后血糖控制仍不达标，需要在上述治疗的基础上加用一种其他类别的药物。

3. 哪些 2 型糖尿病患者比较适合应用胰岛素治疗

（1）2 型糖尿病患者在生活方式干预和降糖药联合治疗的基础上，如果血糖仍然没有控制达标，需要尽早开始胰岛素治疗。

（2）对于糖化血红蛋白 ≥ 9.0% 或者空腹血糖 ≥ 11.1 毫摩尔 / 升，同时伴明显高血糖症状的新诊断 2 型糖尿病患者可以使用短期（2 周 ～ 3 个月）的胰岛素强化治疗。

（3）诊断糖尿病急性并发症（酮症、酮症酸中毒等）、合并感

染、妊娠或者围手术期血糖控制欠佳的 2 型糖尿病患者，建议采用胰岛素治疗。

（4）在糖尿病病程中，如果出现无明显原因的体重明显下降时，应该尽早使用胰岛素治疗。

知识扩展

有哪些中药成分具有降糖作用

①黄芪：含有黄芪多糖，可调节蛋白酪氨酸磷酸酶，增加胰岛素敏感性，双向调节血糖，还能改善胰岛素抵抗，适用于气阴两虚的糖尿病患者；②黄连：其提取物黄连素能明显降低血糖，通过抑制糖原异生及促进糖酵解发挥降糖作用，还可改善糖尿病并发症；③葛根：含有黄酮类成分葛根素，可以改善微循环，促进胰岛素分泌，提高胰岛素敏感性，使血糖明显下降，降糖作用持久。还有很多其他的中药成分都具有一定的降糖效果，具体中药使用需在中医科医生指导下进行。

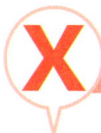

误区解读

为了快速降低血糖，新诊断的 2 型糖尿病患者只能使用胰岛素治疗

这种说法是错误的。只有在新诊断 2 型糖尿病患者血糖控制较差（糖化血红蛋白 ≥ 9.0% 或者空腹血糖 ≥ 11.1 毫摩尔 / 升），同时伴高血糖症状、合并急性心脑血管事件、重症感染、急性并发症（如糖尿病酮症酸中毒、糖尿病高渗状态、乳酸酸中毒）等特殊情况下，需要起始应用胰岛素制剂，否则应该按照 2 型糖尿病标准治疗路径起始生活方式干预和药物治疗。

胰岛素的"前世今生"

王奶奶患 2 型糖尿病快 30 年了，最开始是吃药控制血糖，后来因为血糖控制不佳改用注射胰岛素控制血糖，每天三餐前＋睡前至少需要 4 次注射胰岛素，王奶奶自述"肚子都快被扎成蜂窝煤了"。前几天，王奶奶听别人说，现在有新型的胰岛素，不需要每天都打，甚至不需要皮下注射，这是真的吗？

小课堂

1. 胰岛素的作用功效是什么

胰岛素作为一种传统的降糖药，主要的作用是促进组织细胞对葡萄糖的摄取和利用；抑制肝糖原分解、促进糖原合成，抑制肝葡萄糖输出；促进蛋白质和脂肪合成与储存，减少体内脂肪分解产物的生成，维持脂肪细胞对葡萄糖负荷力；此外，胰岛素还能够维持神经肌肉接头连接酶活性，从而维持正常糖代谢，最终达到降低血糖的作用。

2. 胰岛素适合用于哪些疾病的治疗

（1）所有 1 型糖尿病患者要求终身胰岛素治疗。

（2）2 型糖尿病患者发生下列情况时需用胰岛素治疗：

①高血糖急性并发症：如高渗性状态、乳酸性酸中毒、糖尿病

酮症酸中毒或反复出现酮症；②合并严重感染、创伤、手术、急性心肌梗死及脑血管意外等应激状态；③严重肝肾功能不全；④妊娠期及哺乳期；⑤多种口服降糖药治疗血糖仍不达标；⑥新诊断的糖尿病患者需胰岛素强化治疗时；⑦部分使用糖皮质激素治疗的患者；⑧某些继发性糖尿病（如坏死性胰腺炎或胰腺切除）。

知识扩展

1. 胰岛素的百年发展历程

胰岛素从发现到广泛应用于临床，历经百年的发展，主要分为以下三个阶段。

（1）动物胰岛素：1921年，班廷医生团队成功从狗的身上提取胰岛素，次年胰岛素被应用于临床。当时的胰岛素是从动物（猪、牛）胰腺中提取而来，纯度不高且伴随杂质，提取成本高、产量低，不良反应较大，常出现注射部位脓肿和疼痛，且患者不同程度出现免疫反应。1965年，我国科研人员在国际上首次合成具有生物活性的人工全合成结晶牛胰岛素，实现胰岛素低成本批量生产。动物胰岛素与人胰岛素在结构上存在差异，可能会导致过敏或胰岛素抵抗，临床使用受到一定限制。

（2）人胰岛素：20世纪80年代，以基因重组技术为基石的人胰岛素成功问世，高度纯化的人胰岛素免疫原性显著下降，生物活性提高，吸收速率增快，注射部位脂肪萎缩发生率低，很快取代了第一代的动物胰岛素。但人胰岛素仍然存在一定局限性，无法很好模拟人体正常情况下胰岛素的分泌特点，可能出现血糖波动范围大的问题。

（3）胰岛素类似物：20世纪90年代末，经过对人胰岛素的氨基酸序列及结构调整，胰岛素类似物研发成功，也被称为三代胰岛素。胰岛素类似物更好地模拟了体内胰岛素的分泌特点，能更平稳地控制血糖，并且给药时间更加灵活。目前，三代胰岛素正在逐步代替二代胰岛素成为糖尿病患者的首选药品。

2. 新型胰岛素

随着科学技术的不断发展，胰岛素的产品种类也不断更新。比如胰岛素与其他降糖药物联用的复合制剂等。此外，胰岛素的递送方式也在不断更新，如口服型胰岛素、呼吸道给药的吸入型胰岛素、经皮给药的智能胰岛素贴片等，但生物利用度仍不如皮下注射的胰岛素，因此临床未广泛使用。未来，更高效、更安全、更智能的胰岛素的新剂型将会陆续出现，胰岛素治疗糖尿病的前景一片光明。

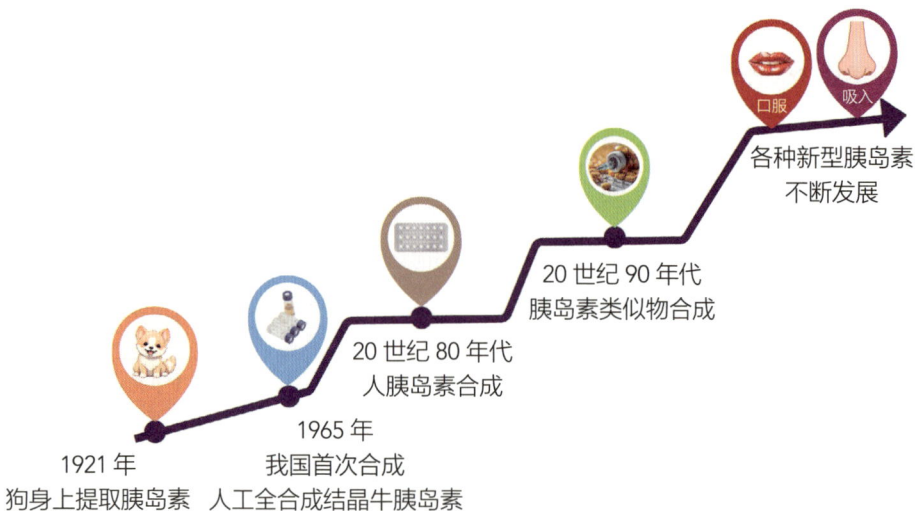

口服   吸入

各种新型胰岛素
不断发展

20世纪90年代
胰岛素类似物合成

20世纪80年代
人胰岛素合成

1965年
我国首次合成
人工全合成结晶牛胰岛素

1921年
狗身上提取胰岛素

胰岛素的发展历史

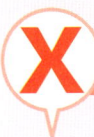

✗ 误区解读

所有糖尿病患者都需要胰岛素治疗

　　这种说法是错误的。1 型糖尿病患者由于胰岛 β 细胞的显著减少，导致胰岛素绝对缺乏，因而依赖外源性胰岛素生存，对胰岛素敏感；而 2 型糖尿病主要是因为胰岛素抵抗及胰岛素相对缺乏导致的，因此 2 型糖尿病患者的治疗首先需生活方式干预，其次口服降糖药物，如血糖控制不佳或出现严重并发症才考虑胰岛素治疗，而不是所有糖尿病患者都需要胰岛素治疗。

胰岛素

用药新手段——无针注射器和胰岛素泵

　　小张今年 21 岁，正在读大学，他患 1 型糖尿病已经 11 年了，每日三餐前和睡前均要使用胰岛素笔注射胰岛素。近期他的血糖控制欠佳，高血糖和低血糖反复出现，复诊时，内分泌科医师建议他使用胰岛素泵。他想知道，为什么胰岛素泵比传统的皮下注射胰岛素更有利于血糖的控制？

💡 小课堂

1. 什么是胰岛素泵，胰岛素泵是如何降糖的

　　胰岛素泵是一种用于糖尿病患者皮下持续输注胰岛素的装置，一般由电池驱动的机械泵系统、输液管、药液存储器，以及含有微

电子芯片的智能控制系统组成。它将胰岛素存储在可重复使用的储药器中，机械泵根据设定的程序由螺旋马达推动储药器的活塞，将胰岛素根据病情需要以不同的速度输注到患者的皮下。使用该装置可以在不同时段实现精准可变的胰岛素输注剂量，从而更好地模拟胰腺的生理性胰岛素分泌，在有效降糖的同时减少夜间低血糖的发生，保持糖尿病患者全天血糖的稳定，减少血糖的波动，实现治疗和控制糖尿病的目的。

随着科技的进步，一些新的胰岛素泵可以基于动态血糖监测结果和目标血糖等参数通过算法更精细地控制基础胰岛素输注，这类系统被称为部分自动化（混合）闭环系统（也称作人工胰腺或自动胰岛素输注系统）。有些先进的闭环系统还可给予自动化胰岛素校正剂量，从而使血糖控制得更加稳定。

2. 与传统注射胰岛素相比，胰岛素泵的优势有哪些

（1）更方便：胰岛素泵自动释放胰岛素，减少手动注射的麻烦，更为方便。

（2）更舒适：胰岛素泵减少针刺痛和注射部位的红肿，更为舒适。

（3）更精确：一些新型胰岛素泵可以根据动态血糖监测结果和目标血糖等参数，自动释放胰岛素，可实现更精确地控制血糖水平。

（4）更安全：胰岛素泵可以减少胰岛素注射带来的不适感和局部皮肤反应；更好地模拟生理性胰岛素分泌，减少低血糖的发生，保持全天血糖的稳定。

3. 什么是胰岛素无针注射器，有什么特点

目前常用的胰岛素无针注射器是应用高压气流喷射的原理，以喷雾的形式将胰岛素通过注射器的微孔快速注入皮下。

（1）优点：胰岛素药液注射后分布广、扩散快、吸收快且均匀，可能减少胰岛素注射部位皮下硬结等注射相关并发症的发生。另外，该注射装置可消除注射针头注射引起的疼痛和恐惧感。

（2）缺点：价格较高，装卸过程相对复杂，部分患者注射后局部组织会出现淤青。

胰岛素无针注射器和胰岛素泵

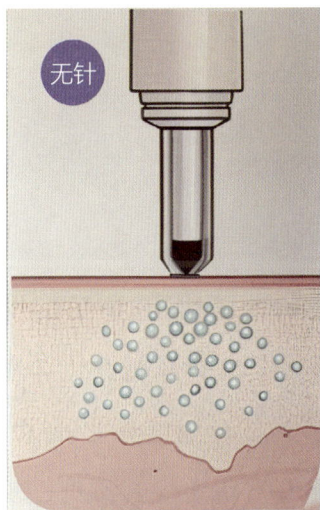

无针注射器作用示意图

知识扩展

1. 哪些糖尿病患者适合使用胰岛素泵治疗

适合胰岛素泵治疗的患者：①1型糖尿病患者；②计划受孕的

糖尿病妇女；③需要胰岛素治疗的妊娠糖尿病患者；④需要胰岛素强化治疗的 2 型糖尿病患者；⑤围手术期的糖尿病患者；⑥需要长期胰岛素替代治疗的其他类型糖尿病患者。以上糖尿病患者都可以使用胰岛素泵治疗。

2. 哪些糖尿病患者可以使用胰岛素无针注射器

适合胰岛素无针注射器治疗的患者：①需要每日多次注射胰岛素的糖尿病患者；②恐惧注射针头的糖尿病患者；③已有或希望避免皮下硬结等胰岛素注射并发症的患者；④传统注射痛感较强或不耐受疼痛的患者。以上糖尿病患者可以考虑使用无针注射器进行胰岛素注射。

降糖药物的新"明星"

李先生患 2 型糖尿病快 10 年了，体形比较肥胖，腰围已经 110 厘米了，得联合三种降糖药（二甲双胍、达格列净、司美格鲁肽）才能控制住血糖，体重减了 10 千克后就瘦不下去了，而他又不想使用胰岛素控制血糖，现在有降糖效果更好、体重减轻更明显的降糖药物吗，像司美格鲁肽这样的药物能不能不打针只吃药呢？

小课堂

1. 有哪些新型的 GLP-1 受体激动剂

（1）替尔泊肽：是全球首个 GIP/GLP-1 双靶点激动剂，国家药品监督管理局批准的适应证为：在饮食和运动控制的基础上，使用二甲双胍和/或磺脲类药物治疗，血糖仍然控制不佳的成人2型糖尿病患者，分别接受替尔泊肽5毫克、10毫克和15毫克治疗40周后，HbA1c平均降幅分别为2.09%、2.37%和2.46%，体重较基线水平分别降低7.8%、10.3%和12.4%。

（2）口服司美格鲁肽：是全球首个口服给药的GLP-1受体激动剂，口服司美格鲁肽每日1次，剂量分为3毫克、7毫克、14毫克，结果发现口服司美格鲁肽能显著降低空腹血糖和体重，并且具有良好的安全性。

2. **目前作用时间最长的胰岛素制剂是哪种**

依柯胰岛素：是全球首个每周注射1次的长效胰岛素，已完成所有Ⅲa期临床研究，体内半衰期长达196小时，该药已在我国获得批准用于临床。临床研究发现，对于未接受过胰岛素治疗的2型糖尿病患者，使用依柯胰岛素与甘精胰岛素U100、德谷胰岛素等疗效相当，且不会增加低血糖的发生风险。

3. **目前作用时间最长的DPP-4抑制剂是哪种**

考格列汀是超长效DPP-4抑制剂，双周给药，Ⅲ期临床研究发现，2型糖尿病患者经过考格列汀单药治疗24周后可有效降低糖化血红蛋白0.96%，且不影响体重。目前已获得批准可用于2型糖尿病患者。

虽然新型的降糖药物很多，但需要注意的是，用药前一定要咨询医生，请医生根据病情选择合适的药物，确保用药安全。

✕ 误区解读

依柯胰岛素每周给药 1 次，如果出现低血糖症状是不可逆转的，会加重低血糖反应

这种说法是错误的。目前的临床研究表明，依柯胰岛素与目前常用的长效胰岛素（如甘精胰岛素、德谷胰岛素）相比，未发现其增加了糖尿病患者的低血糖风险。

降糖药物谁最强

李女士今年 63 岁，体形偏胖，有糖尿病家族史，她患糖尿病已经 10 年了，现在口服阿卡波糖 50 毫克每日 3 次，盐酸二甲双胍 0.5 克每日 3 次，西格列汀片 100 毫克每日 1 次。她日常监测血糖，空腹血糖一般在 5～6 毫摩尔／升，餐后 2 小时的血糖一般在 6～9 毫摩尔／升，1 周前检测糖化血红蛋白 6.6%。李女士听朋友说目前有叫"列净"的新型降糖药，降糖效果很好，她来内分泌科门诊咨询是否需要换药？不同种类的降糖药降糖的疗效差异大吗？

💡 小课堂

1. 如何评估不同种类的降糖药物的疗效

人体血液中的糖化血红蛋白水平可有效地反映过去 2～3 个月的平均血糖水平，因此糖化血红蛋白是反映糖尿病患者血糖控制水平最常用的指标。对于大多数非妊娠的成年 2 型糖尿病患者，合理的糖化血红蛋白控制目标是 < 7.0%。

不同种类的降糖药物作用机制各不同，但我们可通过药物使糖化血红蛋白下降的幅度来评估药物的降糖效力。根据《中国成人 2 型糖尿病患者糖化血红蛋白控制目标及达标策略专家共识》常用降糖药物降低糖化血红蛋白的幅度如下：二甲双胍可降低糖化血红蛋白 1.0% ~ 1.5%，磺脲类药物降低 1.0% ~ 1.5%，格列奈类药物降低 0.5% ~ 1.5%，噻唑烷二酮类药物降低 0.7% ~ 1.0%；α- 糖苷酶抑制剂类药物降低约 0.5%；二肽基肽酶 - Ⅳ 抑制剂类药物降低 0.4% ~ 0.9%；SGLT2 抑制剂类药物降低 0.5% ~ 1.2%；GLP-1 受体激动剂类药物降低 0.85% ~ 1.6%；胰岛素是目前降血糖能力最强的药物，可降低糖化血红蛋白 1.5% ~ 3.5%。

2. 除了对降低糖化血红蛋白能力的评估，对于降糖药物还有哪些方面需要关注

降低糖化血红蛋白的能力是降糖药物有无疗效的主要评判指标。除此以外，医师在制订降糖治疗方案时还会结合患者的具体病情，考虑如下因素：①药物导致低血糖的风险；②药物对体重的影响；③对于合并心血管疾病和 / 或肾脏病的患者，该药物是否有心血管和肾脏获益；④药物的不良反应以及患者有无用药禁忌；⑤给药途径（口服还是注射等）；⑥药物的价格（经济性）；⑦药物的可及性；⑧治疗方案实施的难易程度；⑨患者对药物的偏好。

只有综合考量完上述因素后，医师才能为糖尿病患者制订个体化的治疗方案。

知识扩展

如果不能进行糖化血红蛋白的检测，如何评估降糖药物的疗效

糖化血红蛋白水平可以反映过去 2～3 个月的平均血糖水平，是评价糖尿病患者接受药物治疗后血糖控制是否达标的重要指标。在不能进行糖化血红蛋白检测时，我们可以进行手指末梢血糖的测定，通过测定空腹、餐前、餐后 2 小时、睡前等多个时间点的血糖直接了解患者的血糖控制情况。此外，动态血糖监测也可以用于评估降糖药物的疗效，该技术可以全天 24 小时连续地对患者的血糖进行监测，将每日血糖水平绘制成曲线，更加全面地反映糖尿病患者血糖的波动情况，发现常规血糖监测难以发现的隐匿性高血糖或低血糖。所以，该技术也可以很好地评估降糖药物的疗效。

安全降糖最重要

王阿姨 3 年前诊断 2 型糖尿病，腹型肥胖，身高 163 厘米，体重 71 千克，体重指数 26.7 千克 / 米^2，刚开始只通过控制饮食和适量运动调节血糖，但血糖一直没有达标，半年前开始口服二甲双胍，但吃了二甲双胍后就出现了腹泻，于是更换成了达格列净，但更换后出现了几次尿路感染也停用了，因为想减重，又换成了司美格鲁肽，但刚开始用时剂量较小还好，在加量后也出现恶心、食欲差等反应。那么王阿姨这些症状都和药物有关吗，该如何预防和处理这些不良反应呢？

小课堂

1. 常见的口服降糖药物分类有哪些

根据作用效果的不同，口服降糖药可分为主要以促进胰岛素分泌为主要作用的药物和通过其他机制降低血糖的药物，前者主要包括磺脲类（如格列美脲、格列齐特、格列喹酮等）、格列奈类（如瑞格列奈、那格列奈和米格列奈）、DPP-4 抑制剂（如西格列汀、利格列汀等），通过其他机制降低血糖的药物主要包括双胍类（主要是二甲双胍）、噻唑烷二酮类（如吡格列酮、罗格列酮）、α- 糖苷酶抑制剂（如阿卡波糖、伏格列波糖、米格列醇等）和 SGLT2 抑制剂（如达格列净、恩格列净等）。

2. 常见口服降糖药物常见的不良反应有哪些，如何处理

（1）磺脲类和格列奈类：这两类药物的降糖机制主要是促进胰岛素的分泌，如果使用不当可导致低血糖风险增加，尤其是在老年患者和肝、肾功能不全者，另外这类药物还可导致体重增加。因此，这类药物应小剂量起始，监测血糖，若血糖控制不佳可逐渐加量，如果有低血糖发生，需要及时减量。

（2）DPP-4 抑制剂：这类药物不良反应较少，很少一部分人可能会出现上呼吸道感染症状。上市后研究中有服用这类药物后出现急性胰腺炎的报告，若有持续性的重度的腹痛，需停药并及时就医。

（3）二甲双胍：二甲双胍的主要不良反应为胃肠道反应，包括恶心、食欲缺乏、腹痛、腹泻等，少数人表现为便秘，单药应用低血糖风险较小，胃肠道反应大多出现在起始用药阶段，应用一段时间后逐渐就可以耐受，从小剂量开始并逐渐加量可以有效减少胃

肠道不良反应。合并严重肾脏、肝脏或心脏功能不全，以及严重感染、缺氧或接受大手术的患者禁用双胍类药物。

（4）TZD：这类药物单独使用时不增加低血糖风险，但与胰岛素或胰岛素促泌剂联合使用时可增加低血糖风险。常见不良反应包括体重增加和水肿，这些不良反应在与胰岛素联合使用时表现更加明显。另外，TZD 与骨折和心力衰竭风险增加相关。有心力衰竭、严重骨质疏松和有骨折病史的患者应禁用本类药物。应用这类药物的患者应注意监测体重和水肿的情况。

（5）α- 糖苷酶抑制剂：这类药物常见不良反应为胃肠道反应（如腹胀、排气等）。服用时从小剂量开始，逐渐加量可以有效减少不良反应。单独服用本类药物通常不会发生低血糖，由于这类药物的作用机制是延缓小肠对碳水化合物的吸收，如果口服 α- 糖苷酶抑制剂的患者出现低血糖，治疗时需直接使用葡萄糖，食用蔗糖或淀粉类食物纠正低血糖的效果差。

（6）SGLT2 抑制剂：这类药物常见不良反应为泌尿系统和生殖系统感染及与血容量不足相关的不良反应（如低血压等），罕见不良反应包括糖尿病酮症酸中毒（DKA）。DKA 可发生在血糖轻度升高或正常时，多存在 DKA 诱发因素或属于 DKA 高危人群。应用这类药物要注意适量多饮水、保持会阴部清洁干燥，以及避免碳水化合物（主食类）进食过少，监测血压、血糖，定期复查尿常规、肾功能。

3. **胰岛素常见的不良反应有哪些，该如何处理**

胰岛素的主要不良反应包括低血糖和体重增加，局部注射的不良反应包括皮下硬结、脂肪增生或萎缩等。胰岛素要注意小剂量起始，根据血糖逐渐加量，并要注意个体化精准调节，注射时要注意规范操作，包括轮换部位注射和针头一次性使用等。

4. GLP-1 受体激动剂常见的不良反应有哪些，该如何处理

GLP-1 受体激动剂的主要不良反应为轻至中度的胃肠道反应，包括腹泻、恶心、腹胀、呕吐等。这些不良反应多见于治疗初期，小剂量起始、身体耐受后逐渐加量可以有效减少相关不良反应，随着使用时间延长，不良反应也会逐渐减轻。

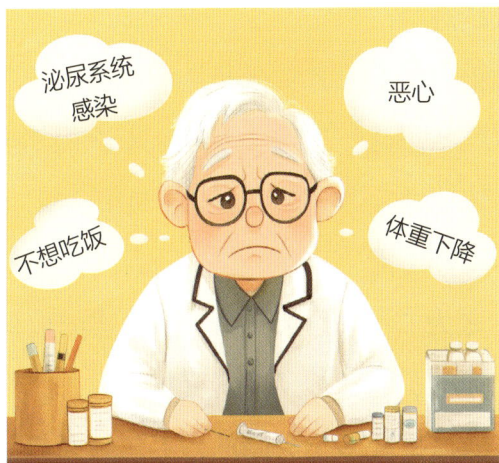

降糖药物的常见不良反应

知识扩展

在血糖控制不达标的情况下，可以考虑联合应用不同机制的降糖药物

不同的降糖药物作用机制不同，主要包括促进胰岛素分泌、抑制肝糖输出、改善肌肉及脂肪组织对胰岛素的敏感性、肠促胰岛素效应、促进肾脏排糖、抑制食欲等。对于 2 型糖尿病患者，推荐的一线治疗药物依然是二甲双胍。但如果生活方式控制联合二甲双胍

口服后血糖控制不佳，则可以根据患者的个体情况，联合使用具有不同降糖机制的药物以协同降糖。当单用某种降糖药物效果不佳时，应及时就医，遵医生指导意见使用不同种类药物的联合。

✗ 误区解读

1. 降糖是越快越好

这种说法是错误的。患者如果长期处于高血糖环境中，各种组织和细胞对高血糖状态已经适应，一旦血糖在短期内迅速下降，患者的身体并不能快速适应和调节。虽然血糖的绝对值不低，但由于血糖快速下降，同样可能会出现心悸、出汗、乏力、手抖等低血糖的表现，我们称之为"反应性低血糖"。快速的血糖下降还会引起视物模糊、感觉神经及运动神经系统受损。此外，严重低血糖的风险也随之增加。低血糖会影响大脑的营养供应，导致意识障碍、昏迷，甚至死亡；同时，还可能影响心脏的供能、供氧，从而诱发严重的心血管事件，如心动过速、心律失常、心肌梗死，甚至猝死。

2. 如果应用某种降糖药血糖还不达标，只要增加药量就可以

这种说法是错误的。每种药物都有最大的应用剂量，另外部分药物是需要根据肝肾功能水平调整剂量的，并不是药物使用剂量越大越好。若应用某种降糖药物达到足量后血糖仍然控制不佳，建议联合使用不同作用机制的降糖药物，而不应将这种降糖药物继续加量，以减少药物不良反应的风险。

3. 吃了降糖药物一定会有上面提到的不良反应

这种说法是错误的。二甲双胍、α- 糖苷酶抑制剂、GLP-1 受体

激动剂等药物比较常见的不良反应是胃肠道不适，患者在初始应用时出现的轻 - 中度不良反应往往可以随着时间的延长逐渐耐受。在应用降糖药物时，请遵医嘱服用，并对可能出现的不良反应做到心中有数。在生活中遵守各种注意事项，就可以减少不良反应的发生。但如果出现过敏反应，则一定要及时停药。

合二为一的降糖药

赵阿姨今年 63 岁，糖尿病诊断 3 年，目前口服二甲双胍 0.5 克每日 3 次，但血糖控制不佳，到医院就诊后医生建议再联合另一种药物，但赵阿姨不想吃太多的药片，而且总是会忘记服药，于是医生推荐了西格列汀二甲双胍片（50 毫克 /850 毫克），早、晚餐后各 1 片，这样不仅减少了服药次数，血糖也能控制达标了。那么，这种药物属于什么类型的药物呢？

小课堂

固定复方制剂的降糖药物

随着 2 型糖尿病的病情进展，很多患者单药治疗血糖难以达标，或者出现糖尿病相关并发症，需要联合用药。但随着服药种类的增多，很多人会漏服药物，固定复方制剂就是将不同的药品按比例组合而成的复方制剂。固定复方制剂主要有两种形式，包括固定剂量复方制剂（FDC）和固定比例复方制剂（FRC），这类药物是将两种或更多活性物质以固定剂量 / 固定比例组合而制成的复方制剂，可作为联合用药的一种重要选择。FDC 和 FRC 能够覆盖多种降糖机制，简化治疗方案，减轻患者用药负担。

（1）口服降糖药中以二甲双胍为基础的 FDC：在国内外 2 型糖尿病的诊疗指南中，二甲双胍是指南推荐的基础用药。以二甲双胍为基础的 FDC，包括 DPP-4 抑制剂 / 二甲双胍 FDC、SGLT2 抑制剂 / 二甲双胍 FDC、噻唑烷二酮类 / 二甲双胍 FDC、格列奈类 / 二甲双胍 FDC、磺脲类 / 二甲双胍 FDC，研究表明，以二甲双胍为基础的 FDC 能够有效控制血糖、提高用药安全性和患者依从性、降低医疗花费。以二甲双胍为基础的 FDC 在 2 型糖尿病管理中发挥着重要作用。

（2）注射类固定复方制剂：目前不仅有口服降糖药物的复方制剂，也有注射类药物的固定复方制剂。目前注射类降糖药主要由 GLP-1 受体激动剂和胰岛素两类。胰岛素类的固定复方制剂如德谷门冬双胰岛素、门冬胰岛素 30 注射液等。GLP-1 受体激动剂与基础胰岛素的复方制剂如甘精胰岛素利司那肽注射液、德谷胰岛素利拉鲁肽注射液在胰岛素使用剂量相同或更低的情况下，每日注射一次，降糖效果优于基础胰岛素，并且能减少低血糖风险，避免胰岛素治疗带来的体重增加等不良反应。

知识扩展

1. 固定复方制剂的临床优势有哪些

将不同机制的降糖药物制成 FDC 已成为糖尿病治疗的重要趋势，固定复方制剂具有诸多优势。

（1）覆盖多重高血糖病因：高血糖的病因主要包括胰岛素分泌减少、胰高糖素分泌增加、肝脏葡萄糖产生增加、肠道肠促胰岛素效应减弱、肾脏葡萄糖重吸收增加、肌肉葡萄糖摄取减少、脂肪组织脂解增加、食欲失调等，单一机制的降糖药物难以长期维持理想的血糖控制。固定复方制剂可以覆盖多重病理生理机制和多个靶点，协同降糖。

（2）简化治疗方案，减少药物相关不良反应、服药次数和时间限制，克服临床惰性，提高患者依从性，降低用药方案的复杂性，减少漏服药物概率。

2. 降糖药物 FDC 在 2 型糖尿病特殊人群中使用的注意事项有哪些

使用时要分别注意 FDC 中各个组分的不良反应及禁忌证，对 FDC 中的任一组分存在禁忌证时，不能使用 FDC。单组分使用需要根据肝、肾功能调整剂量时，不适合使用 FDC。使用 FDC 时，建议从小剂量开始，根据自己的降糖目标，逐步调整至合适剂量。同时使用不同种类的 FDC 时，要注意避免重复应用同一作用机制的药物，如避免同时处方含磺脲类和格列奈类的 FDC，或者含 DPP-4 抑制剂类药物的 FDC 和 GLP-1 受体激动剂类药物同时使用。

1 型糖尿病、18 岁以下儿童和青少年 2 型糖尿病、糖尿病酮症酸中毒、高渗高血糖综合征、妊娠期和哺乳期妇女不推荐使用 FDC。

✗ 误区解读

固定复方制剂适合所有人

这种说法是错误的。固定复方制剂有很多优势，包括减少服药频次、提高用药依从性和治疗满意度等。但由于固定复方制剂的剂量或者比例固定，如果需要将固定复方制剂中的某种药物单独提高剂量，那就不适合应用了。

遵从医嘱也降糖

张阿姨今年65岁了，诊断为糖尿病4年，平素不规律口服降糖药降糖，想起来时候就吃一片，想不起来便不吃，未按照医生建议监测血糖，未行糖尿病饮食，认为自己上年纪了不必对健康太过于苛刻，亦未到医院定期随诊。3天前出现肺部感染，伴腹痛、恶心，测得手指末梢血糖25.0毫摩尔/升，后于医院诊断为糖尿病酮症酸中毒。张阿姨出现糖尿病酮症酸中毒的原因是什么？糖尿病患者该如何提高药物依从性？

💡 小课堂

1. 糖尿病患者为什么需遵从药物依从性

"药物依从性"是指患者按照医嘱，每天按时、按量地服用降糖药物。糖尿病患者的药物依从性是影响治疗结局的一个关键因素，无论治疗方案制订得多么合理，如果患者忽视依从性也将难以达到预期的治疗效果。有研究表明，与治疗依从性差的患者相比，依从性好的糖尿病患者长期的血糖控制更佳，各种大血管和微血管并发症、心脑血管疾病的发生率、药物费用成本均更低。综上，糖尿病患者需要重视药物的依从性。

2. **影响糖尿病患者药物依从性的因素有哪些**

（1）治疗方案的复杂性、便利性以及可及性：治疗方案复杂、每日多次用药或药物较难得到，则患者的依从性降低。

（2）药物副作用：药物副作用例如胃肠道不良反应、增加体重、低血糖反应等是影响糖尿病患者依从性的重要组成部分。

（3）药物费用问题：虽然目前大部分糖尿病用药已纳入医保，但不同种类降糖药价格存在差异，糖尿病患者每日治疗费用较高也会影响治疗依从性。

（4）患者的教育水平，对自我健康的重视程度不足，对糖尿病及其并发症的危害认知不足。

3. **糖尿病患者如何提高药物依从性**

（1）积极参与糖尿病科普学习，增强对自我健康及糖尿病的重视程度。

（2）按医嘱剂量、频次及用药时间间隔给药，按医嘱坚持用药疗程，不随意停药。

（3）定期于医院门诊或社区随访。

（4）提升家庭成员支持度，或可加入医院或社区慢病管理团队，辅助提升药物依从性。

"药物依从性"是控糖的关键，希望各位"糖友"能遵从医嘱，坚持规律用药，提升治疗效果，最终减少糖尿病并发症的发生。

知识扩展

饮食、运动、心理健康与糖尿病药物依从性有什么关系

饮食对糖尿病管理至关重要，合理的饮食习惯可以增强药物治疗的效果，使血糖控制更加平稳，减少低血糖和高血糖的风险，从而提高患者对药物治疗的信心和依从性。

规律的运动可以增强患者对自身健康的控制感，提高治疗效果，使患者更愿意坚持按时服药，形成良好的健康行为习惯。

糖尿病患者的心理健康状态例如焦虑、抑郁会直接影响药物依从性。良好的心理健康状态可以提高患者的生活质量和治疗依从性，使他们更积极地参与到糖尿病管理中。

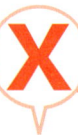

误区解读

有糖尿病患者认为，只要感觉症状缓解或血糖控制较好，就可自行调整药物剂量或停药

这种说法是错误的。糖尿病药物的剂量和使用方法都是根据患者的具体情况由医生个体化制订的，自行调整药物剂量或停药可能导致血糖波动，增加急性和慢性并发症的风险。

不同型不同药

小陈被确诊为 1 型糖尿病 1 年多，积极运动及控制饮食，但是仍然需要注射胰岛素来控制血糖。前几天小陈和社区李奶奶聊天得知，李奶奶糖尿病病史 10 多年了，目前通过饮食及运动，再加上口服降糖药就可以很好地控制血糖，完全不需要使用胰岛素，小陈心里很纳闷儿，为什么李奶奶糖尿病病史更久，却不需要使用胰岛素呢？他自己可不可以通过服用降糖药来控制血糖呢？糖尿病的治疗为什么有如此大的区别呢？

小课堂

不同分型糖尿病病因是什么，如何治疗

不同分型的糖尿病发病机制及临床表现不完全相同，因此临床的治疗方案也不完全一致，但是不管是何种类型的糖尿病，饮食控制是糖尿病治疗的基础，运动疗法也可以作为所有类型糖尿病患者的辅助治疗。

（1）1 型糖尿病：是以自身免疫性的胰岛 β 细胞损伤为特征的一类疾病，主要表现为胰岛素的绝对缺乏，目前 1 型糖尿病的病因及发病机制并未完全阐明。一旦临床确诊为 1 型糖尿病，均需要立即启动胰岛素治疗，并且需要避免使用胰岛素促泌剂。

（2）2 型糖尿病：大多数 2 型糖尿病为遗传背景和环境因素

共同参与并相互作用的一类糖尿病。胰岛素抵抗和胰岛β细胞功能缺陷（胰岛素分泌相对不足）是2型糖尿病的基本特征。因此2型糖尿病的治疗除了生活方式干预外，还包括各种类型的降糖药物治疗。因为2型糖尿病的病因、临床表现和发病机制具有异质性，因此对不同临床特点、并发症不同及有特殊需求患者的治疗方案应个体化，主要依据以下几个方面：①是否容易发生低血糖；②胰岛功能情况；③合并症情况以及是否为超重或肥胖人群。

（3）妊娠糖尿病：妊娠期具有糖尿病高危因素的孕妇（肥胖、既往妊娠糖尿病病史、异常孕产史和糖尿病家族史）应尽早监测血糖。明确妊娠糖尿病诊断后需要严格饮食/运动控制，必要时选用胰岛素治疗。妊娠糖尿病患者在分娩后需重新评估糖代谢情况。如果分娩后血糖正常，应在产后6周行口服葡萄糖耐量试验，并进行终身随访。

（4）特殊类型糖尿病：①胰岛β细胞功能的基因缺陷，如青年人中的成年发病型糖尿病等；②胰岛素作用的基因缺陷，如A型胰岛素抵抗、脂肪萎缩型糖尿病等；③胰岛素外分泌疾病，如胰腺炎、胰腺外伤或手术等；④内分泌疾病引起，如甲状腺功能亢进症、肢端肥大症等；⑤药物引起的糖尿病，如糖皮质激素、甲状腺激素、利尿剂、干扰素等；⑥感染引起的糖尿病，如巨细胞病毒感染等。上述疾病发病机制复杂，往往需要住院后通过医生仔细分析病情、完善相关检查后才可明确诊断，进而有针对性地给出治疗方案。

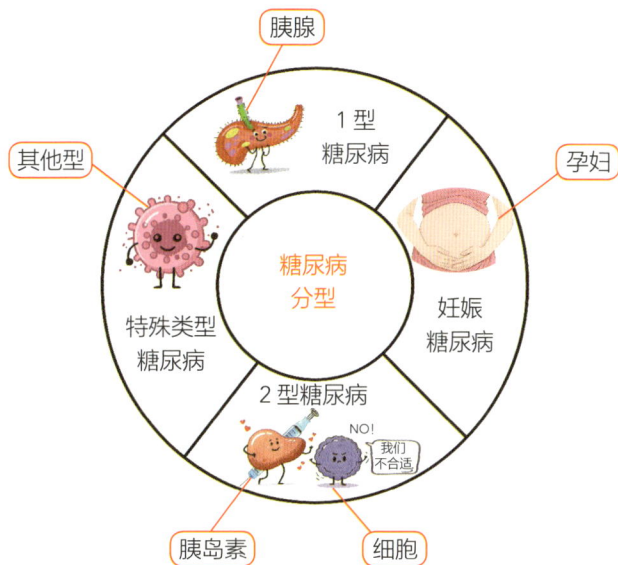

糖尿病的不同分型

知识扩展

目前，糖尿病诊断的辅助检查方法有哪些

不论何种类型的糖尿病，病史的采集及查体依旧是诊断的基础，比如发病年龄、有无"三多一少"症状、是否酮症起病，有无特殊用药史、家族史、合并症，有无肥胖等等，临床常用的实验室及辅助检查有以下几种。

（1）血浆葡萄糖：空腹血浆葡萄糖和口服葡萄糖耐量试验结果是诊断糖尿病的依据，也是评价疗效的重要指标。如果血糖很高则需要同时查血酮体和尿酮体，明确是否存在糖尿病酮症。

（2）糖化血红蛋白：糖化血红蛋白在总血红蛋白中所占的比例能反映取血前 8 ~ 12 周平均血糖的水平，与点值血糖相互补充，作为血糖控制的检测指标，已经成为诊断和判断糖尿病控制的重要参考标准。

（3）胰岛 β 细胞功能检测：临床上一般采用口服葡萄糖耐量试验或混合餐耐量试验来评估胰岛功能，这是糖尿病分型诊断的一个重要依据。尽管尚缺乏公认的判断截点值，通常认为刺激后 C 肽 < 200 皮摩尔 / 升提示胰岛功能较差；刺激后 C 肽 < 600 皮摩尔 / 升提示胰岛功能受损，应警惕 1 型糖尿病或影响胰岛发育及分泌的单基因糖尿病可能；刺激后 C 肽 ≥ 600 皮摩尔 / 升，提示胰岛功能尚可，诊断 2 型糖尿病可能性大。但胰岛 β 细胞功能评估须在解除糖毒性的情况下进行，需要结合血糖水平综合判定。

（4）自身免疫抗体：胰岛自身免疫抗体是反映胰岛 β 细胞遭受自身免疫攻击的关键指标。常见的胰岛自身抗体包括谷氨酸脱羧酶抗体（GADA）、胰岛素自身抗体（IAA）、胰岛细胞抗原 2 抗体（IA-2A）和锌转运体 8 自身抗体（ZnT8A），多用于诊断自身免疫性 1 型糖尿病，包括经典的 1 型糖尿病和成人晚发自身免疫性糖尿病（LADA）。

（5）基因检测：单基因糖尿病是由单一基因突变所致胰岛 β 细胞功能障碍或胰岛素作用缺陷而引起的特殊类型糖尿病，基因检测是确诊单基因糖尿病的"金标准"。

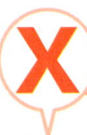

✗ 误区解读

年轻人所患的糖尿病都是 1 型，老年人所患的都是 2 型糖尿病

这种说法是错误的。糖尿病是依据其发病机制的不同进行分型的，不同分型的糖尿病有一定的年龄分布特征，但并不绝对，比如2型糖尿病的肥胖儿童、LADA。因此，所有糖尿病患者均应于正规医疗机构就诊明确分型，避免用药错误，延误病情。

"老糖友"们如何选药

张叔叔今年76岁，刚刚诊断糖尿病半年，体形偏瘦，平时在饮食、运动方面都很注意，但血糖还是稍偏高，空腹血糖8~9毫摩尔/升，餐后2小时血糖11~12毫摩尔/升，医生建议加用二甲双胍降糖治疗，但张叔叔担心口服双胍后体重还会降低，想换一种药物，那么张叔叔有什么其他的药物选择吗？

小课堂

1. 老年2型糖尿病患者的药物治疗原则

对于老年2型糖尿病患者，在制订降糖控制目标时，需要结合患者的健康状态，经过生活方式干预后血糖仍不达标者，应尽早进行药物治疗。药物治疗的原则包括：优先选择低血糖风险较低的药物；选择简便、依从性高的药物，降低多重用药风险；权衡获益风险比，避免过度治疗；关注肝肾功能、心脏功能、并发症及合并症等因素；不推荐衰弱的老年患者使用低血糖风险高、明显降低体重的药物。

2. 治疗药物选择

根据《中国老年糖尿病诊疗指南（2024版）》，对于老年2型糖尿病患者的用药选择，有以下推荐。

（1）一线推荐药物：包括二甲双胍、DPP-4抑制剂和SGLT2抑制剂。二甲双胍是国内外多个指南和共识推荐的老年2型糖尿病患者的一线降糖药物之一，若老年患者已出现肾功能不全，则需定期监测肾功能，并根据肾功能调整二甲双胍剂量。DPP-4抑制剂单独应用时一般不出现低血糖，对体重影响中性，胃肠道反应少，较适用于老年患者。SGLT2抑制剂具有明确的心血管及肾脏获益，推荐作为合并动脉粥样硬化性心血管疾病（ASCVD）或高危因素、心力衰竭及慢性肾脏病的老年患者首选用药。对合并ASCVD或高危因素的老年患者，GLP-1受体激动剂也是一线推荐降糖药物。

（2）二线推荐药物：包括GLP-1受体激动剂、格列奈类药物和α-糖苷酶抑制剂。GLP-1受体激动剂是一般老年2型糖尿病患者的二级推荐降糖药物，对于心血管疾病及肾脏疾病的患者有获益。格列奈类药物可以促进胰岛素分泌，降糖效果与磺脲类药物相近，体重增加的风险相似，而低血糖风险较低。α-糖苷酶抑制剂通过抑制小肠α-糖苷酶活性，延缓碳水化合物的分解、吸收，从而降低餐后血糖，适用于高碳水化合物饮食结构和餐后血糖升高的糖尿病患者。这些药物应小剂量起始，逐渐增加剂量。

（3）三线推荐药物：包括胰岛素、磺脲类和噻唑烷二酮类药物。

老年 2 型糖尿病患者在生活方式干预和非胰岛素治疗的基础上，如血糖控制仍未达标，可加用胰岛素治疗。在起始胰岛素治疗前，需要充分考虑老年 2 型糖尿病患者的整体健康状态、血糖升高的特点和低血糖风险等因素，权衡患者获益风险比，个体化选择治疗方案。

3. 老年人用药的特殊性

老年患者共患疾病多，可能合并糖尿病、高血压、心脑血管疾病、呼吸系统及慢性肾脏病等多种急慢性疾病，合并用药较多，多重用药在老年糖尿病患者中较为普遍且难以避免，这不仅会增加药物之间的相互作用，影响降糖疗效，也会增加低血糖尤其是无症状低血糖的风险，因此对于老年人群，应对整体健康状态进行综合评估，制订个体化的降糖目标，规律监测血糖，安全平稳降糖。

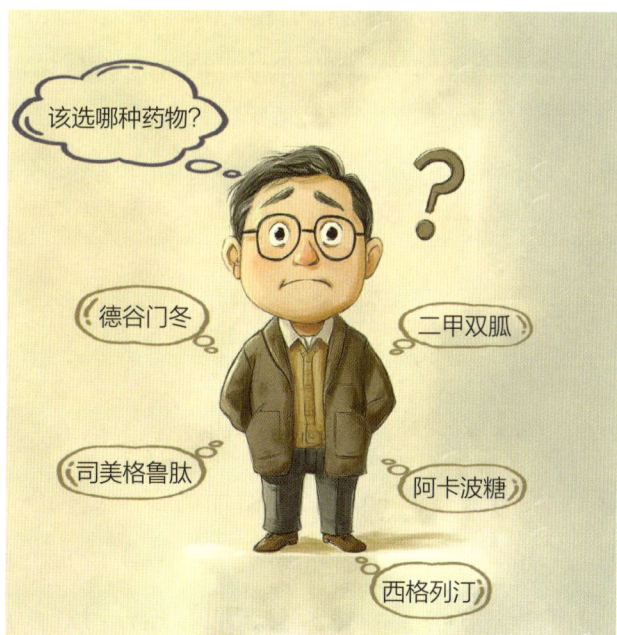

老年糖尿病患者降糖药物的选择

知识扩展

什么是老年糖尿病患者的健康状态综合评估

老年综合评估是指采用多学科方法评估老年人的躯体情况、功能状态、心理健康和社会环境状况等，并据此制订以维持和改善老年人健康及功能状态为目的的治疗计划，最大限度地提高老年人的生活质量。老年糖尿病患者的健康状态个体差异很大，常伴有不同程度的认知功能障碍及复杂的基础疾病。因此，可以根据老年人的共患疾病情况、肝肾功能、用药情况、日常生活活动能力（包括进食、洗澡、穿着、如厕、转移和大小便控制）和工具性日常生活活动能力（包括使用交通工具、做饭、服药、洗衣、打电话、理财、购物和做家务）、认知功能、精神状态、营养情况等多方面情况进行综合评估，将老年糖尿病患者的健康状态分为"良好""中等"和"差"3个等级，制订个体化的治疗、护理及康复策略。

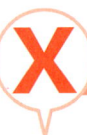

✕ 误区解读

为了改善糖尿病的预后，老年糖尿病患者的血糖控制目标越严格越好

这个说法是错误的。研究表明，严格控制血糖并不一定会减少老年糖尿病患者的并发症，而严格血糖控制在一定程度上会增加低血糖的风险。低血糖对老年患者危害极大，一次严重低血糖甚至可能会抵消长期血糖控制带来的获益，我们在治疗过程中应尽可能避免。因此，对老年糖尿病患者，应根据其整体的健康状态进行分层

管理，制订个体化的血糖控制方案。对健康状态较差的老年糖尿病患者，可适当放宽血糖控制目标，同时尽量避免出现过高血糖导致的高血糖症状和急性并发症。

"糖娃娃"们如何选药

小明 14 岁，体形肥胖，3 天前因为小便次数增加、口干到医院就诊，完善检查后被诊断为 2 型糖尿病。小明血糖水平较高，医生建议小明先使用胰岛素治疗一段时间，之后再考虑转换为口服药物治疗，小明担心自己一旦开始使用胰岛素就没办法停药，认为自己可能得一辈子打胰岛素了，故拒绝医生的治疗建议。小明的观点正确吗，青少年糖尿病患者该如何制订治疗方案？

💡 小课堂

1. 儿童和青少年糖尿病常见的类型主要有哪些，有何特点

根据《中国糖尿病防治指南（2024 版）》，我国儿童和青少年糖尿病以 1 型糖尿病为主，约占儿童和青少年糖尿病的 80% ~ 90%，需要终身胰岛素替代治疗。近年来，随着儿童肥胖的增多，2 型糖尿病呈现出明显的上升趋势。许多患儿起病时即合并其他代谢异常，如血脂异常、高血压、蛋白尿、多囊卵巢综合征等。

2. 儿童和青少年糖尿病患者的用药选择有哪些

目前，我国只批准了胰岛素和二甲双胍这两种药物用于儿童和青少年2型糖尿病的治疗，并且二甲双胍仅可用于10岁以上患者。一般情况下，在饮食调整和运动治疗的同时，二甲双胍可作为起始治疗药物，疗效不佳时可考虑加用基础胰岛素；如果二甲双胍联合基础胰岛素血糖仍不能达标，则需要加用餐时胰岛素。若医生判断患者血糖值较高，存在明显高血糖症状（多尿、多饮及多食），甚至出现酮症酸中毒等糖尿病急性并发症，则需要起始使用胰岛素治疗，待代谢稳定后，再根据血糖控制水平逐步安全过渡到二甲双胍单药治疗。

3. 儿童和青少年糖尿病患者的血糖控制目标是什么

保持正常生长发育，减轻体重，在避免低血糖的前提下，口服药物治疗者糖化血红蛋白尽可能控制在7.0%以下，胰岛素治疗者的控制目标可适当放宽。

知识扩展

儿童和青少年糖尿病患者如何进行血糖监测

"糖宝宝"需要进行自我血糖监测。频率应根据血糖控制情况个体化，主要测量空腹和餐后血糖。一旦血糖达标，可在医生的指导下调整监测次数。每年至少测2次糖化血红蛋白，如果使用胰岛素治疗或血糖控制未达标，则每3个月测定1次。

误区解读

儿童和青少年得了糖尿病就一辈子都需要依靠胰岛素治疗

这种说法是错误的。目前很多儿童和青少年糖尿病患者为2型糖尿病，可能早期需要胰岛素强化治疗，后期随着胰岛功能的恢复，通常可通过口服药物达到治疗目标。

"糖妈妈"们如何选药

李女士患 2 型糖尿病 5 年，长期服用 1 种降糖药物，平素血糖控制较好。在 3 个月前发现自己怀孕了，担心服药会对胎儿产生影响，于是上网查询信息，在未咨询医师的情况下自行停用降糖药物，2 天前因为腹痛、恶心到医院就诊，完善检查后诊断为糖尿病酮症酸中毒。李女士的做法正确吗，备孕期及妊娠期的糖尿病患者该如何选择治疗方案？

小课堂

1. 备孕期糖尿病患者的用药选择有哪些

在备孕期间，"糖妈妈"应该避免使用可能导致胎儿畸形的药物。应在内分泌科医生的指导下，停用二甲双胍以外的其他类别口服降糖药，对二甲双胍无法控制的高血糖应及时加用或改用胰岛素，以控制血糖。关于备孕期胰岛素的选择，建议选择对胎儿安全性良好的胰岛素。目前推荐的胰岛素治疗方案是在餐前使用短效或速效胰岛素，并与基础胰岛素联合应用。此外，对于已使用胰岛素泵的女性，可在备孕期和妊娠期继续使用胰岛素泵。

2. 妊娠糖尿病患者的用药选择有哪些

（1）《中国糖尿病防治指南（2024 版）》建议，妊娠糖尿病患者首选的治疗药物为胰岛素。可应用于孕期的胰岛素类型包括所有的人胰岛素（短效、中效及预混的人胰岛素）、胰岛素类似物（门冬胰岛素、赖脯胰岛素及地特胰岛素）。由于孕期胎盘引起的胰岛素抵抗导致的餐后血糖升高特点更为显著，因此预混胰岛素的应用存在一定局限性，不作为常规推荐。在使用胰岛素时，"糖妈妈"们应定期监测血糖水平，及时调整药物剂量。

（2）对于口服降糖药物，《中国糖尿病防治指南（2024版）》建议，除二甲双胍外，其他口服降糖药均不推荐应用于孕期。此外，值得注意的是，由于我国尚无二甲双胍孕期应用的适应证，需在患者知情同意的情况下应用，不推荐妊娠期单用二甲双胍，需在胰岛素基础上联合应用。

糖尿病患者备孕期或妊娠期的降糖方案制订需进行包括病史、并发症、以往治疗反应和患者的整体健康状况等方面的综合评估。同时，定期监测血糖及门诊长期跟踪随访对于患者糖尿病的管理同样重要。因此，选择用药方案时应当由患者与医生共同制订方案，以确保选择最适合患者个体需求的治疗方案，更有助于糖尿病的长期管理。

3. 备孕期及妊娠糖尿病患者血糖应控制在什么范围

《中国糖尿病防治指南（2024版）》推荐，糖尿病患者孕前应在不出现低血糖的前提下，空腹和餐后血糖尽可能接近正常，建议糖化血红蛋白控制在6.5%以内时妊娠；应用胰岛素治疗者糖化血红蛋白应小于7.0%，空腹血糖控制在3.9～6.5毫摩尔/升，餐后血糖在8.5毫摩尔/升以下。

妊娠糖尿病患者在孕期应使空腹血糖＜5.3毫摩尔/升，餐后

1 小时血糖 < 7.8 毫摩尔 / 升，餐后 2 小时血糖 < 6.7 毫摩尔 / 升。孕期血糖控制应避免低血糖，孕期血糖 < 3.3 毫摩尔 / 升，需调整治疗方案，即刻给予处理。

知识扩展

备孕期及妊娠期的糖尿病患者除遵医嘱治疗外，还有哪些注意事项

（1）备孕期建议进行一次全面的检查，充分评估血糖控制、糖尿病并发症及合并症情况。若合并较严重的并发症及合并症者，建议咨询医师。

（2）妊娠期定期进行产前检查是必不可少的，动态观察血糖及糖尿病并发症控制情况，以便及时调整治疗方案。

（3）生活方式干预是糖尿病患者治疗的基石，包括饮食、运动及体重控制等。备孕期和妊娠期的规律饮食、运动及体重控制不仅可改善患者的血糖，还可降低母婴不良结局风险。建议备孕期及妊娠期的糖尿病患者在内分泌科、营养科医师的指导下制订个体化的饮食与运动计划。

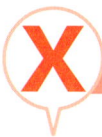

X 误区解读

"糖妈妈"们备孕后平安度过妊娠期并顺利分娩后就不需要严格的管理血糖了

这种说法是错误的。妊娠期高血糖对母婴两代人的影响不会因妊娠终止而结束，"糖妈妈"们产后仍需进行严格的管理，例如，产后仍需规律监测血糖情况；如在孕期使用胰岛素剂量，产后则需在医师的指导下进行剂量调整，甚至停用；还需根据糖尿病的类型，按照医师建议定期复诊。

降糖药除了降糖还能治什么

　　刘叔叔是一位 65 岁的退休工人，患有 2 型糖尿病多年。他的医生最近为他调整了一种新的降糖药物——SGLT2 抑制剂。除了帮助他更好地控制血糖之外，刘叔叔还惊喜地发现，自己的体重有所下降，而且频繁夜间起夜的情况也有所改善。在后来的复诊中，医生告诉他，这种药物不仅有助于降糖，还有其他潜在的健康益处。

小课堂

降糖药物有哪些多重效益

　　降糖药物，尤其是新型降糖药物（如 GLP-1 受体激动剂、SGLT2 抑制剂等）不仅能够有效控制血糖，还具有降糖外的作用和获益。

　　（1）心血管保护：GLP-1 受体激动剂和 SGLT2 抑制剂已被证实能够降低心血管事件的风险，包括心脏病发作和脑卒中。

　　（2）减轻体重：GLP-1 受体激动剂和 SGLT2 抑制剂可以帮助患者减轻体重或防止体重增加，这对于超重或肥胖的糖尿病患者尤其有益。

（3）肾脏保护：多项研究证实，SGLT2 抑制剂、GLP-1 受体激动剂能够降低糖尿病患者的蛋白尿水平，减缓糖尿病肾病进展，降低肾衰竭的风险。

（4）改善血脂：多种降糖药物（二甲双胍、GLP-1 受体激动剂、SGLT2 抑制剂、DPP-4 抑制剂等）均可以影响脂代谢，具有不同的调脂作用，包括降低甘油三酯和低密度脂蛋白水平，升高高密度脂蛋白胆固醇水平，发挥心血管保护作用。

（5）降低血压：SGLT2 抑制剂在经尿液排糖的同时，尿钠、尿量增加，降低血压，对于口服多种降压药物的糖尿病患者，可能需要调整降压方案。GLP-1 受体激动剂也具有一定的降压作用。

知识扩展

糖尿病治疗的关键要点

（1）个体化治疗：每位糖尿病患者的病情和身体状况不同，因此选择降糖药物时应考虑个体差异，制订个性化的治疗方案。

（2）监测药物副作用：虽然降糖药物有多重效益，但也可能伴随副作用，如胃肠道不适、低血糖风险等，患者应与医生密切沟通，定期监测不良反应。

（3）生活方式干预：生活方式干预是治疗糖尿病的基础，药物治疗应与健康的生活方式相结合，包括均衡饮食、规律运动和良好的血糖监测习惯。

X 误区解读

1. **降糖药物只有降糖作用**

   这种说法是错误的。许多降糖药物除了降低血糖外，还有降低心血管疾病风险、保护肾脏、减轻体重等多重益处。

2. **所有糖尿病患者都适用同一种药物**

   这种说法是错误的。不同的降糖药物作用机制不同，每种降糖药物都有各自的适应证、禁忌证，应根据每位患者的具体情况选择最合适的药物。

答案：1. D；2. B；3. √

健康知识小擂台

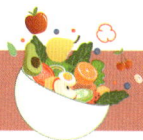

单选题：

1. SGLT2 抑制剂的主要降糖作用机制是（   ）

    A. 抑制肝脏葡萄糖生成

    B. 促进内源性胰岛素分泌

    C. 改善胰岛素敏感性

    D. 抑制肾脏对葡萄糖的重吸收，促进尿糖排泄

2. 糖尿病患者若不遵从医嘱服药，最可能导致（   ）

    A. 体重减轻　　　　　　B. 血糖水平波动

    C. 精神状态改善　　　　D. 视力变好

判断题：

3. 不是所有糖尿病患者均需要使用胰岛素。（   ）

糖尿病患者的
用药选择自测题

（答案见上页）

家庭血糖监测

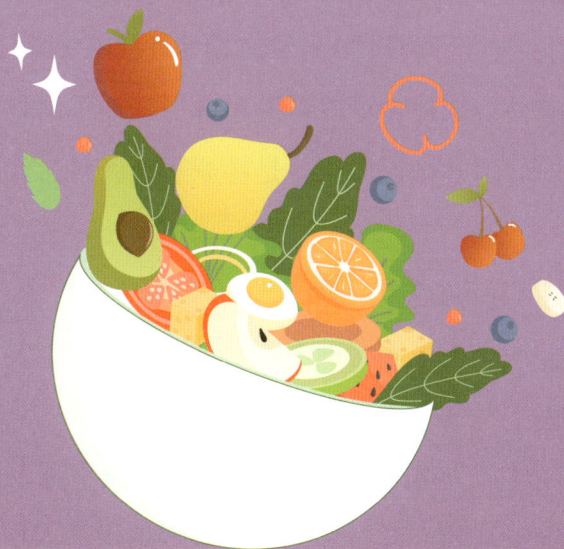

知己知彼，百战百胜——自我血糖监测

张女士患 2 型糖尿病已有 7 年，一直通过药物来控制血糖。近期由于工作压力大，生活作息不规律，血糖控制始终不达标。医生建议她进行自我血糖监测，每天早晚各测一次血糖，并详细记录数值。但张女士觉得每天定时监测血糖太过麻烦，只要按时吃药即可，常常"三天打鱼，两天晒网"。那么科学规范的自我血糖监测对糖尿病患者来说，有必要吗？定时监测血糖，有利于控制血糖吗？

💡 小课堂

1. 什么是自我血糖监测

自我血糖监测（SMBG）是指糖尿病患者通过便携式血糖仪在家中或日常生活中自行测量和记录血糖水平的一种糖尿病管理方式。这种方式方便、快捷，可以帮助患者更好地了解自己的血糖控制状态，从而更好地管理糖尿病，是糖尿病患者日常管理的重要组成部分。

2. 自我血糖监测有哪些重要性

自我血糖监测是糖尿病管理中至关重要的一环，其重要性体现在以下几个方面。

（1）制订个性化治疗方案：通过自我血糖监测，患者可以了解自身血糖状况，从而有针对性地调整饮食结构、运动量和药物剂量，制订个性化的治疗方案。例如，患者在餐前和餐后规律测量血糖，并根据监测结果来调整饮食结构，进而控制血糖水平；同时，根据血糖监测结果，及时与医生沟通，评价治疗效果、调整治疗方案。

（2）提示异常血糖：定期、规律的自我血糖监测可以帮助糖尿病患者及时发现血糖异常，避免低血糖和高血糖发生。

（3）减少并发症的发生：自我血糖监测有助于实现良好的血糖控制，从而有效降低如糖尿病肾病、视网膜病变、心血管疾病等并发症发生的风险。

（4）提高自我管理能力：通过自我血糖监测，患者可以更好地掌握自己的疾病状态，增加对糖尿病的认识和理解，提高自我管理能力，从而增强信心、提升治疗效果。

知识扩展

如何进行血糖数据管理

血糖日志应包括血糖、饮食和运动等数据。可以用纸笔在血糖记录手册上记录每日的血糖、饮食、运动和药物等情况。条件允许的情况下，也可以使用血糖管理软件，将血糖数据下载到电脑或手机上。这些软件可以生成血糖记录册和血糖趋势图，帮助更好地评价血糖控制情况。患者可通过定期查看血糖趋势图和记录册，与医生及时沟通，分析血糖水平的变化，进一步优化治疗方案。

✗ 误区解读

自我血糖监测可以替代糖化血红蛋白检查

这种说法是错误的。自我血糖监测和糖化血红蛋白在评价血糖控制情况时是相互补充的。自我血糖监测反映的是即刻血糖水平，会受到偶然因素的影响，不能反映一段时间内血糖控制的整体水平；而糖化血红蛋白可以反映检测前 2 ~ 3 个月的平均血糖水平。两者结合有助于全面了解血糖控制情况、优化治疗方案。

📌 小故事　首位进行自我血糖监测的糖尿病患者

1969 年，35 岁的理查德·K·伯恩斯坦因糖尿病并发症被医生宣判仅剩 5 年生命。他偶然看到一款新型血糖仪的广告，这款仪器仅需一滴血即可快速测出血糖值。当时血糖仪仅供医疗机构使用，伯恩斯坦以精神科医生妻子的名义花费 650 美元购得一台，成为首位自我血糖监测的糖尿病患者。通过每天 5 ~ 8 次自我血糖监测，他发现血糖剧烈波动是情绪失控和并发症恶化的根源。他将自己视为"实验对象"，记录血糖、饮食与胰岛素的关系，最终发现减少碳水化合物摄入是控制血糖的关键。他将每日碳水化合物摄入减少至 24 克，血糖逐渐稳定，胰岛素用量较前减少，并发症也奇迹般逆转。这台血糖仪不仅拯救了他的生命，更推动了他从工程师转行为医生，并毕生倡导血糖监测与低碳饮食，改写了数百万糖尿病患者的命运。

给血糖"拍个照"——指末血糖监测

王先生今年 70 岁，就在前几日刚刚被确诊为 2 型糖尿病，医生建议他在家进行指末血糖监测，并做好数据记录。王先生尝试几次后，经常出现扎不出血、血糖数值不如在医院测得准等情况。那么，测血糖的正确步骤是什么呢？如何正确使用、保养血糖仪呢？又如何避免测血糖的误差呢？

💡 小课堂

1. 如何进行指末血糖监测

指末血糖测定的是某个时间点的即刻血糖值，就像是给血糖"拍了个照"。这种方法简单快捷，适合患者在家中自行操作。

（1）准备工作：①物品准备，血糖仪、试纸、采血笔、棉球和 75% 医用酒精；②自身准备，揉擦或按摩准备采血的部位（如指腹侧面），用 75% 医用酒精消毒擦拭待干或用肥皂和温水将手洗净，并用清洁的纸巾或棉球擦干采血部位。

（2）采血：将采血部位所在的手臂自然下垂，用采血笔在采血部位轻轻一刺，自然地挤出一滴血液。

（3）测量：将试纸插入血糖仪中，用干净的棉球擦去挤出的第 1 滴血（第 1 滴血可能包含组织液，影响准确性），然后将第 2 滴血滴入试纸条的检测孔内，测试中不要按压或移动试纸和血糖仪，等待几秒钟即会显示出血糖值。

（4）止血：使用干净的棉球轻轻按压采血部位，直到停止出血。

（5）记录结果：将测量结果记录在血糖日志中，及时与医生沟通，调整治疗方案。

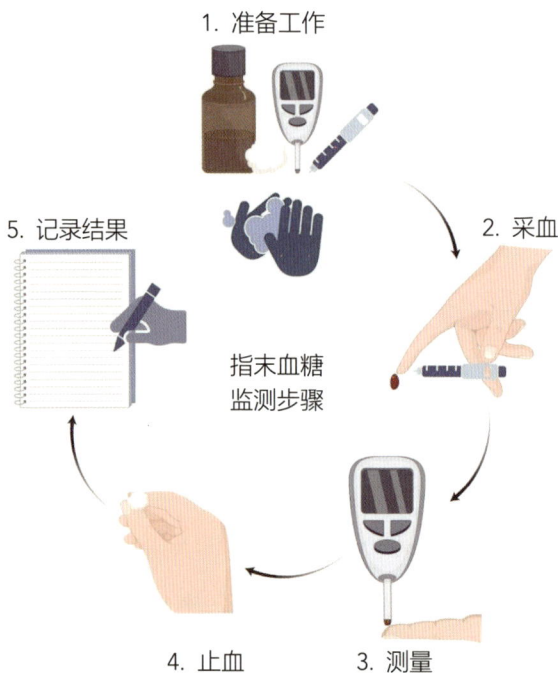

如何进行指末血糖监测

2. 如何保养和维护血糖仪

血糖仪是糖尿病患者日常管理的重要工具，正确地保养和维护能确保血糖仪的准确性和使用寿命。

（1）保持血糖仪清洁：定期使用柔软、干燥的布料清洁血糖仪，避免灰尘和污垢进入设备。不要使用酒精等化学清洁剂，以免损坏血糖仪。

（2）检查电池状态：定期检查血糖仪的电池并及时更换，确保电池电量充足。

（3）避免强磁场干扰：尽量避免将血糖仪放置在电视、微波炉等电子设备附近，以免干扰设备的正常运行。

（4）校准和质控：新购置的血糖仪、启用新试纸条或更换电池后，应使用血糖质控液进行校准。当检测结果与临床情况不符时，也应及时进行校准。

（5）适宜的存储环境：将血糖仪和试纸存放在干燥、清洁的环境中，避免阳光直射和潮湿。未使用的试纸还需密封保存，避免失效。

知识扩展

指末血糖监测有哪些影响因素

（1）血糖仪的准确度和精密度：应选择符合卫生行业标准的血糖仪。

（2）干扰物：①氧气，采用葡萄糖氧化酶的血糖监测系统容易受到氧气的影响；②糖类，采用葡萄糖脱氢酶的血糖监测系统，容易受到其他糖类物质的干扰，比如木糖、麦芽糖、半乳糖等；③其他，如对乙酰氨基酚、维生素C、水杨酸、尿酸、胆红素、甘油三酯等内源性和外源性物质，当血液中存在大量干扰物时，血糖值会有一定的偏差。

（3）环境因素：血糖仪和试纸的最佳工作状态受到环境温度、湿度和海拔的影响。环境条件不适宜时，测量结果的准确性可能下降。

（4）操作者的因素：操作不当、血量不足、局部挤压、更换试纸时未校准、试纸保存不当等因素都会影响血糖检测值的准确性。

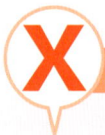

测指末血糖时最好用力挤压手指出血

这个说法是错误的。测量时用力挤压手指会导致血样中混入组织液，影响测量结果的准确性。正确做法是将采血部位所在的手臂自然下垂，用采血笔在采血部位轻轻一刺，自然地挤出一滴血液，可以擦去挤出的第 1 滴血（可能混有组织液），用第 2 滴血滴入检测试纸条的检测孔内进行检测。

血糖监测：减痛技巧与记录要点全攻略

王女士今年 45 岁，已经患有 2 型糖尿病 5 年了。为了更好地控制血糖，她每天都需要进行多次指末血糖监测。然而，每次扎针采血带来的疼痛感和指尖的麻木感都让她感到非常不适。王女士求助于她的医生，想寻求一些减轻疼痛的小技巧以及更全面、有效的血糖记录方法。

💡 **小课堂**

1. 如何减轻血糖监测的疼痛感

血糖监测的疼痛感主要来源于采血时的针刺感，但通过一些技巧可减轻不适感。

（1）增强采血部位血液循环：采血前温水洗手、将手臂自然下垂 10～15 秒、甩动手臂或揉搓采血的手指，都可以增加采血部位的血流量，使采血更为容易。

（2）选择合适的采血部位：指腹两侧的血液供给充足，神经末梢分布较少，疼痛感较轻。同时，可以替换手指轮流采血，避免在感到疼痛的手指上再次采血。

（3）合理的采血方法：采血笔一般分为五个刻度，刻度越大，针刺越深，可根据个体感受进行调整。同时，在采血时可以绷紧皮肤，将采血笔紧压在皮肤上，以减少针刺感。

2. 血糖监测记录的要点有哪些

规范的血糖记录不仅可以帮助患者了解自身的血糖变化，还能为医生调整治疗方案提供重要的参考数据。以下为血糖监测记录要点。

（1）测量时间与血糖数值：每次测量血糖后，应记录具体的血糖数值，并注明测量的时间和日期。

（2）相关因素：①饮食，记录每餐的食物种类、摄入量和食用时间；②运动，记录运动的时间、强度和内容；③药物，如果正在使用降糖药物或胰岛素来控制血糖，需记录每次的用药剂量和使用时间；④情绪，记录压力事件和情绪状态。

（3）身体情况：记录身体不适的情况，尤其是心慌、手抖、大汗、饥饿感、头晕等可能反映低血糖的症状。

（4）定期总结：定期（如每周或每个月）回顾血糖记录，可利用手机应用或专用的血糖管理软件自动生成图表和趋势分析，与专业医生讨论、分析血糖波动的规律和原因。

知识扩展

什么是无创血糖监测技术

近年来，无创血糖监测设备纷纷问世，包括采用近红外、红外、拉曼等光谱技术、经皮透析技术、基于代谢热及多参数算法技术，以夹手指、夹耳垂等检测方式监测血糖。这些设备通过非侵入性的方式获取血糖数据，可减少患者的疼痛和不适。但是，目前无创血糖监测的准确度及实际测量数值与血糖数值变化的延迟性是临床应用面临的最大挑战，还需要进一步的技术革新。

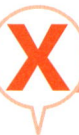

误区解读

血糖记录只需记下数值

血糖记录不仅仅是简单的数值记录，还应包括监测时间、饮食、运动、药物和身体情况等，这些数据对于全面了解血糖波动情况以及制订、优化治疗方案至关重要。

血糖一天测几次

李女士今年 52 岁，患 2 型糖尿病已有 10 年。最近，医生建议她开始使用胰岛素治疗，以更好地控制血糖。同时，医生还要求她进行空腹、三餐前后和睡前的自我血糖监测。而同小区的病友老王，却说只要测三餐前后的血糖。李女士感到迷惑不解，难道不同的治疗方案对应血糖监测方案也不同吗？血糖该在什么时候测呢？每周和每天要测几次呢？

💡 **小课堂** •••••••••••••••••••••••••

1. 血糖监测时间点怎么选择

糖尿病患者自我血糖监测可以选择一天中不同的时间点，医生需根据患者病情和实际需求为其制订个体化血糖监测方案。常用的血糖监测时间点以及适用范围如下。

血糖监测时间点选择及适用范围

血糖监测时间点	适用范围
餐前血糖	空腹血糖较高,或有低血糖风险时(老年人、血糖控制较好者)
餐后 2 小时血糖	空腹血糖控制良好,但糖化血红蛋白仍不达标者,帮助了解饮食和运动对血糖的影响
睡前血糖	注射胰岛素的患者,尤其是晚餐前注射胰岛素的患者

续表

血糖监测时间点	适用范围
夜间血糖	经治疗血糖已接近达标,但空腹血糖高;怀疑有夜间低血糖
其他	出现低血糖症状时应及时监测血糖,剧烈运动前后宜监测血糖

2. 血糖监测频率多少合适

（1）血糖控制不佳或病情较重的患者：每周4～7天的全天血糖监测，每天监测4～7次血糖，必要时可增加次数，直至血糖控制良好。

（2）血糖控制达标的患者：每周监测1～2天，每天监测2～4次血糖。

（3）胰岛素治疗的患者：测量频率可适当增加，每周监测3～7天，每天监测4～7次血糖，若治疗方案调整时可每天监测5～8次血糖。

（4）口服降糖药物的患者：每周监测2～4天，每天测量4～6次血糖，就诊前一周内可连续监测三天的三餐前、三餐后和睡前血糖。具体情况参考如下。

糖尿病患者不同血糖控制情况下的血糖监测方案

血糖控制情况	餐前	餐后2小时	睡前	夜间	即刻
胰岛素治疗未达标	早餐、中餐、晚餐	早餐、中餐、晚餐	√		

续表

血糖控制情况	餐前	餐后 2 小时	睡前	夜间	即刻
胰岛素治疗达标	早餐、中餐、晚餐		√		
口服降糖药未达标	早餐、中餐、晚餐	早餐、中餐、晚餐			
口服降糖药达标	早餐	早餐、中餐、晚餐			
低血糖发作时					√
怀疑夜间低血糖			√	√	

✕ 误区解读

自我血糖监测次数越频繁越好

这种说法是错误的。自我血糖监测的频率应在医生的建议下根据个人的健康状况（糖尿病类型、近期血糖控制情况和生活方式变化等）进行个体化制订。监测血糖应该以科学、适度为原则，过于频繁的监测不仅增加经济负担，还可能给患者带来焦虑的情绪，增加痛苦。

血糖多少才正常

张爷爷是一名 70 岁的退休教师，平时非常注重身体健康，但最近总感觉乏力，体重也有所减轻，到医院检查后确诊 2 型糖尿病。医生让张爷爷把血糖控制在空腹 4.4 ~ 7.0 毫摩尔 / 升，非空腹 < 10.0 毫摩尔 / 升。但张爷爷回家后在网上查到血糖正常值是空腹 < 6.1 毫摩尔 / 升，餐后 < 7.8 毫摩尔 / 升。他感到疑惑，网上的说法为什么和医生的不一样呢？糖尿病患者的血糖是控制得越低越好吗？不同人群的血糖控制目标有区别吗？

小课堂

1. 健康人群的血糖正常值是多少

正常人的空腹血糖值应在 3.9 ~ 6.1 毫摩尔 / 升，餐后 2 小时血糖应 < 7.8 毫摩尔 / 升。

2. 糖尿病前期和各类糖尿病患者的血糖控制目标是多少

（1）糖尿病前期：糖尿病前期患者最好将血糖水平控制至糖耐量正常水平，理想血糖控制目标为空腹血糖 < 6.1 毫摩尔 / 升，餐后 2 小时血糖 < 7.8 毫摩尔 / 升。

（2）成人 1 型和 2 型糖尿病：大多数患者血糖控制目标为空腹血糖 4.4 ~ 7.0 毫摩尔 / 升，餐后 2 小时血糖 < 10.0 毫摩尔 / 升，但应个体化。

（3）老年糖尿病：老年糖尿病患者需综合评估健康状况后制订个体化目标。①新诊断、病程短、使用非胰岛素促泌剂类口服降糖药、低血糖风险小、自我管理意识强的患者：血糖控制目标为空腹血糖 4.4 ~ 7.0 毫摩尔 / 升，餐后 2 小时血糖 < 10.0 毫摩尔 / 升；②预期寿命 > 5 年、并发症较轻、使用胰岛素或胰岛素促泌剂、低血糖风险较大、自我管理能力较差的患者：应争取延缓并发症进展，血糖控制目标为空腹血糖 5.0 ~ 7.5 毫摩尔 / 升，餐后 2 小时血

糖 < 11.1 毫摩尔 / 升；③预期寿命 < 5 年、伴有严重影响寿命的疾病、有严重低血糖发作史、反复合并感染、急性心脑血管病变、急性病入院治疗期间、无自我管理能力的患者：应尽量避免严重高血糖引起的急性损害，血糖可控制在空腹血糖 5.0 ~ 8.5 毫摩尔 / 升，餐后 2 小时血糖 < 13.9 毫摩尔 / 升。

（4）妊娠糖尿病：血糖控制目标为空腹血糖 < 5.3 毫摩尔 / 升，餐后 1 小时血糖 < 7.8 毫摩尔 / 升，餐后 2 小时血糖 < 6.7 毫摩尔 / 升。

（5）儿童和青少年糖尿病：儿童和青少年应注意保持正常生长发育，维持标准体重，在避免低血糖的情况下，合理控制血糖。①儿童和青少年 1 型糖尿病患者：理想的血糖控制范围为空腹血糖 4.0 ~ 7.0 毫摩尔 / 升，餐后血糖 5.0 ~ 10.0 毫摩尔 / 升，睡前或凌晨血糖 4.4 ~ 7.8 毫摩尔 / 升；②儿童和青少年 2 型糖尿病患者：空腹血糖应控制在 < 7.0 毫摩尔 / 升，若使用胰岛素治疗血糖控制目标可适当放宽。

知识扩展

空腹血糖检测有什么临床意义

空腹血糖是指禁食 8 ~ 10 小时后，在早餐前测得的血糖水平，正常值范围为 3.9 ~ 6.1 毫摩尔 / 升。空腹血糖可以反映基础胰岛素分泌和肝脏葡萄糖输出的情况。空腹血糖水平高于 6.1 但低于 7.0 毫摩尔 / 升被称为"空腹血糖受损"，是糖尿病前期的标志，提示需要采取生活方式干预来预防或延缓糖尿病的发展。

✕ 误区解读

血糖应该控制得越低越好

这种说法是错误的。血糖控制目标需要根据个体的具体情况而定。尤其是在使用胰岛素或胰岛素促泌剂类降糖药物时，血糖水平控制过低可能带来潜在的风险，比如反复低血糖发作。在儿童青少年、老年人或伴有心血管疾病的糖尿病患者中，低血糖的风险和危害更为显著。因此，血糖控制不宜一味追求低值，而是应在专业医务人员的指导下合理制订血糖控制目标。

血糖的"摄像机"

王先生患 2 型糖尿病 10 多年了。在过去的 2 年中，他的血糖控制不稳定，经常出现忽高忽低的情况。尽管他已遵循医生的建议进行自我血糖监测和胰岛素注射，但血糖仍然难以达到理想的控制水平。医生建议他使用动态血糖监测仪，在手机上就可以看到血糖波动。这是真的吗？连续的血糖变化也能够被观察并记录吗？

💡 小课堂

1. 什么是动态血糖监测

动态血糖监测（CGM）是一种先进的血糖监测技术。CGM系统主要由传感器、数据接收器和数据分析软件组成。传感器植入皮肤下或贴于皮肤表面，每隔几分钟测量一次皮下组织间液的葡萄糖浓度，并将数据传输至接收器或智能手机等设备上，通过分析软件展示血糖状况。CGM 系统就像血糖的"摄像机"，可以"全景式"地观察血糖的细微波动，从而提供连续全面的血糖信息。

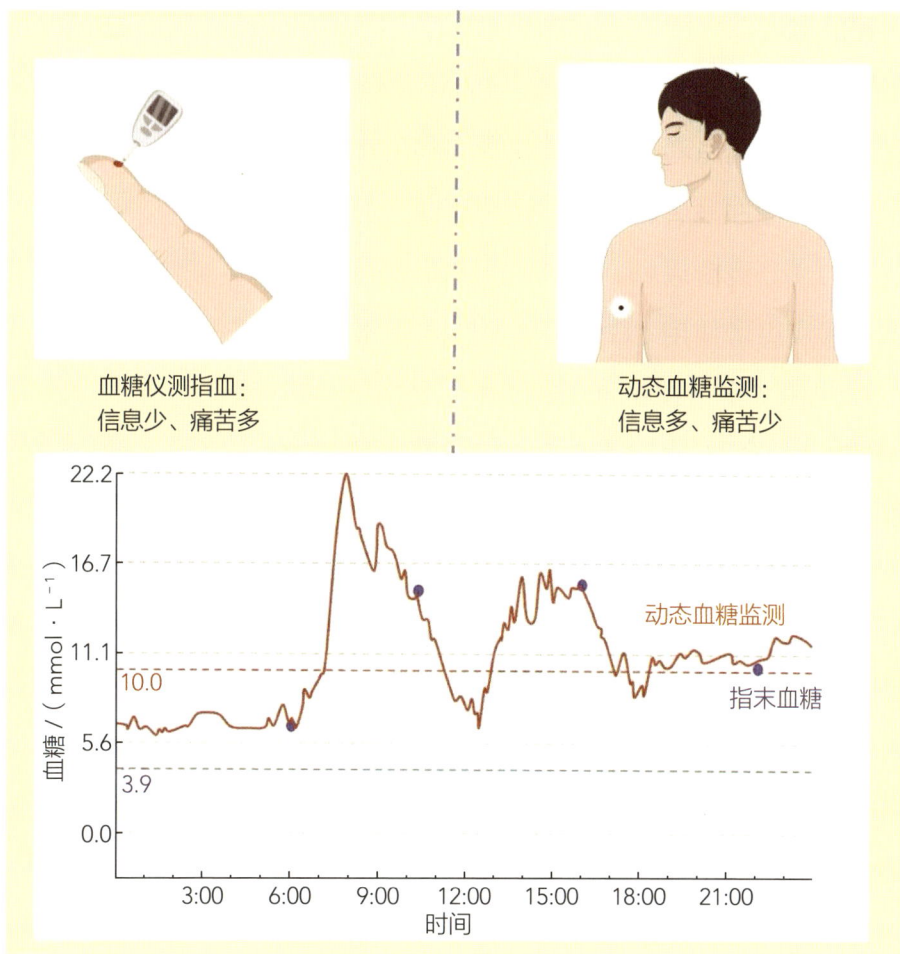

血糖仪测指血：
信息少、痛苦多

动态血糖监测：
信息多、痛苦少

什么是动态血糖监测

2. 实时动态血糖监测对糖尿病患者有哪些好处

（1）提供即时血糖信息：CGM 系统可以实时显示患者当前血糖状态，从而协助患者进行即时血糖调节。

（2）高 / 低血糖报警功能：当血糖水平超过设定的高 / 低血糖阈值时，CGM 系统会发出警报，提示立即复查指末血糖并进行相应处理，尤其适用于易发生无症状性低血糖的患者以及血糖控制未达标的患者。

（3）显示血糖波动趋势：CGM 系统可以显示血糖波动趋势，有助于糖尿病患者及时调整饮食和胰岛素注射量。

3. 哪些糖尿病患者比较适合使用动态血糖监测

（1）1 型糖尿病：CGM 能够发现隐匿性高血糖和低血糖，1 型糖尿病患者使用 CGM 可减少低血糖的发生。

（2）特定情况的 2 型糖尿病：需要胰岛素强化治疗、在自我血糖监测指导下使用降糖治疗但血糖控制不佳、围手术期等特定情况的 2 型糖尿病患者推荐使用 CGM 控制血糖。

（3）妊娠糖尿病或孕前糖尿病：这类患者也可考虑使用 CGM，以更好地管理血糖。

（4）对 CGM 自主意愿强烈的糖尿病患者。

知识扩展

CGM 有哪些常用指标

（1）葡萄糖目标范围内时间（TIR）：该指标是指 24 小时内葡萄糖在目标范围（通常为 3.9 ~ 10.0 毫摩尔 / 升，妊娠糖尿病患者为 3.5 ~ 7.8 毫摩尔 / 升）内的时间（用分钟表示）或其所占的百分比（用 "%" 表示）。目前，推荐大多数 1 型糖尿病及 2 型糖尿病患者的 TIR 控制目标为 > 70%。

（2）变异系数（CV）：该指标是反映血糖波动的核心指标，推荐中国糖尿病患者的 CV 目标值为 < 33%。

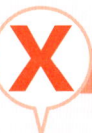

✕ 误区解读

动态血糖监测可以完全取代传统指末血糖监测

这种说法是错误的。两种方法特点不同，互相补充，CGM 不能完全替代传统血糖监测方法。例如，糖尿病酮症酸中毒等原因导致脱水、合并低蛋白血症、因心肾功能不全导致水肿的患者，不适合使用 CGM 监测组织间液葡萄糖。

血糖控制 "金标准"

刘女士今年 35 岁，患糖尿病 5 年，平日降糖药治疗，空腹血糖控制在 6 毫摩尔 / 升左右，自觉血糖控制良好。医生建议她定期检测糖化血红蛋白，结果为 7.5%。尽管空腹血糖控制达标，但糖化血红蛋白升高，提示刘女士近期整体血糖控制可能欠佳。因此，医生建议刘女士监测餐后血糖。刘女士遵从医嘱，监测餐后 2 小时血糖 13 毫摩尔 / 升左右，刘小姐加强运动和饮食控制。3 个月后复查时，她的糖化血红蛋白下降到 6.5%。

小课堂

1. 什么是糖化血红蛋白

糖化血红蛋白是血液中的葡萄糖和红细胞内的血红蛋白缓慢结合形成的化合物。这种产物的形成与血糖浓度以及该浓度持续的时间成正比例关系：血糖浓度越高，持续时间越长，糖化血红蛋白含量就越高，在总的血红蛋白中的占比也越多。由于人体红细胞的寿命约为 100～120 天，因此糖化血红蛋白可反映检测前 2～3 个月的平均血糖水平。

糖化血红蛋白是目前评估糖尿病患者长期血糖控制状况的"金标准"，也是调整降糖治疗方案的重要依据。糖化血红蛋白的检测需抽取静脉血（可非空腹），通常以百分比（%）的形式表示，糖化血红蛋白的正常范围为 4.0%～6.0%。

2. 为什么要检测糖化血红蛋白

（1）评估长期血糖控制效果：与单次血糖相比，糖化血红蛋白可反映糖尿病患者在较长时间内的血糖控制情况。

（2）诊断糖尿病：糖化血红蛋白 ≥ 6.5% 可作为糖尿病的补充诊断标准。

（3）指导糖尿病治疗：根据糖化血红蛋白的结果，医生可以更有效地调整糖尿病患者的治疗方案，包括药物治疗（口服药物或胰岛素）的选择和剂量调整，以及生活方式干预措施的指导。

（4）降低糖尿病并发症的发生风险：糖化血红蛋白水平与糖尿病并发症密切相关。维持较低的糖化血红蛋白水平可以减少糖尿病相关的长期并发症（如心血管疾病、肾脏病变和神经病变等）的发生风险。

3. 糖化血红蛋白的检测频率和控制目标是怎样的

（1）检测频率：糖尿病患者在初始治疗时应至少每 3 个月检测 1 次，一旦达到治疗目标可每 6 个月检测 1 次。

（2）控制目标：

①大多数成年糖尿病患者：建议糖化血红蛋白 < 7.0%；②妊娠糖尿病患者：建议糖化血红蛋白 < 6.5%，但如果有低血糖风险，糖化血红蛋白控制目标可放宽至 7.0% 以内；③老年糖尿病患者：需要综合评估健康状况后制订个性化目标；④儿童和青少年糖尿病患者：在避免低血糖的前提下，口服降糖药物治疗者糖化血红蛋白应尽可能控制 < 7.0%，胰岛素治疗者的控制目标可适当放宽。

知识扩展

有哪些影响糖化血红蛋白测量准确性的因素

（1）患有特定疾病：若患者合并有影响红细胞生成和寿命的疾病（如慢性肾功能不全、脾切除或脾大等），或其血红蛋白的浓度和结构发生变化（如贫血、血红蛋白病等），均会影响糖化血红蛋白的测量结果。

（2）妊娠：妊娠期红细胞更新换代呈生理性加快，因此妊娠期女性的糖化血红蛋白水平相较于非妊娠期女性略降低。

（3）长期使用特定药物：如常年使用大剂量维生素 C、维生素 E、大剂量水杨酸盐、红细胞生成素、抗逆转录病毒药物等，均可使糖化血红蛋白检测结果降低。

糖化血红蛋白的测量结果受多种因素的影响，因此在解释测量结果时需要考虑个体的具体情况和潜在的影响因素。

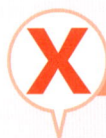

✖ 误区解读

糖化血红蛋白可以替代日常的自我血糖监测

这种说法是错误的。糖化血红蛋白虽然是反映长期血糖控制状况的"金标准"，但也存在不足，如不能反映即刻血糖水平，也不能反映血糖波动和高/低血糖。因此，仅依赖糖化血红蛋白可能会忽略一些重要的血糖信息，临床应用时需结合自我血糖监测、动态血糖监测等其他血糖监测手段。

我的"智能胰腺"

赵先生患 1 型糖尿病 10 年了，会使用动态血糖监测仪监测血糖和胰岛素泵注射胰岛素。然而由于工作繁忙，他常常无法及时根据血糖波动调整胰岛素泵的注射剂量，血糖控制很不理想。最近，他在社交媒体上看到了一种新型治疗手段——"人工胰腺"，可以像胰腺一样自动调整注射胰岛素。这是真的吗？监测血糖和注射胰岛素真的可以实现自动化吗？

💡 **小课堂**

1. 什么是人工胰腺

人工胰腺，又称闭环胰岛素输注系统，是模拟人体胰腺内分泌功能的新技术，主要由动态血糖监测（CGM）、胰岛素泵和控制算法组成，目前主要应用于 7～80 岁的 1 型糖尿病患者。人工胰腺可基于每 5～10 分钟获取的实时血糖监测数据，借助血糖控制算法计算所需胰岛素剂量，并通过蓝牙等方式远程控制胰岛素泵实现智能调节胰岛素剂量。整个过程模拟人体胰腺自动工作，大大减轻了使用者的负担，因此被称为"人工胰腺"。

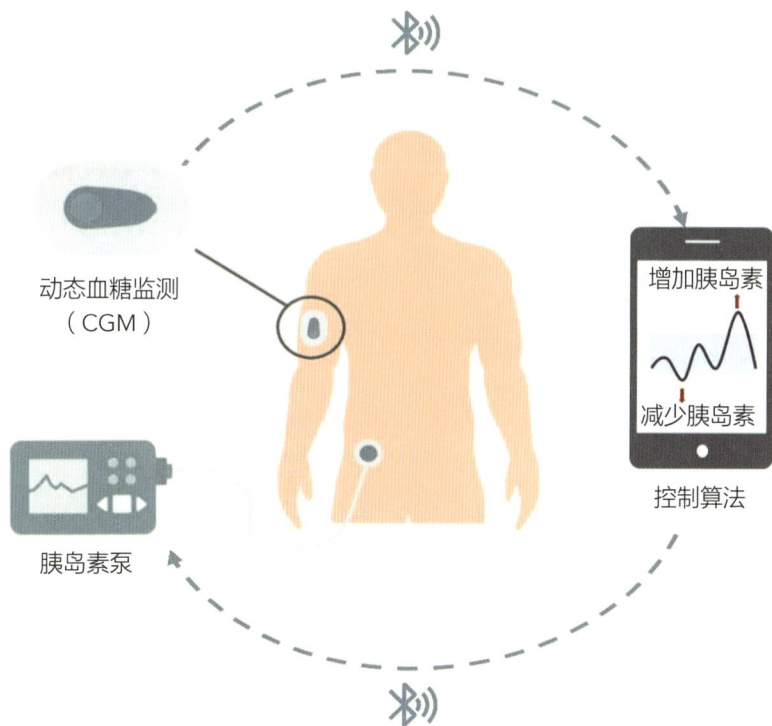

人工胰腺组成示意图

2. 人工胰腺有哪些优势

（1）实时动态血糖监测：人工胰腺中的CGM可通过植入皮下的微型传感器实时监测患者的血糖水平，传感器能够每5～10分钟自动记录一次数据，提供24小时内的动态血糖变化。

（2）优化血糖管理：人工胰腺能够通过控制算法整合CGM和胰岛素泵的信息，进而预测未来血糖的走势。在血糖将要超出正常范围时，系统会根据预设参数自动增加或减少胰岛素输注。人工胰腺可以显著降低高血糖和低血糖的风险，减少血糖波动，提高血糖控制的稳定性和安全性。

（3）减轻患者负担：人工胰腺自动化程度较高，无须患者频繁进行血糖监测。人工胰腺中的CGM部分能监测到血糖上升／下降趋势，从而提供预警以便及时地调整胰岛素剂量，患者无须过多担心夜间低血糖的发生，减少了夜间干预的频率。

因此，人工胰腺在控制算法的作用下利用实时CGM的数据优势，实现胰岛素注射自动化，有望为患者提供更精确、更便捷的血糖管理方案，从而实现更好的血糖控制，降低糖尿病并发症的风险，提高患者的生活质量。

知识扩展

用人工胰腺需要哪些准备工作

（1）基本情况：年龄、糖尿病类型、糖尿病病程、自我管理能力、对胰岛素泵的需求和使用情况、是否佩戴过 CGM 等。

（2）设备操作培训：设备安装、人工胰腺相关参数设置、胰岛素大剂量输注操作指导、常见问题和处理方法、应急措施和设备维护等。

（3）健康教育：掌握人工胰腺相关知识和糖尿病管理知识，定期随访，与专业医生积极沟通。

由于人工胰腺操作复杂、要求患者有较强的自我管理能力，因此在使用之前，需要对患者进行充分的培训，使患者掌握相关知识和技能，从而获得更好的临床疗效。

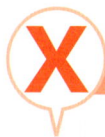

✗ 误区解读

使用人工胰腺后就不用再主动管理血糖了

这种说法是错误的。患者需要定期检查设备运行，并根据血糖控制情况进行调整。此外，人工胰腺的最大意义在于节省人为控糖的精力和时间，但好的血糖管理依旧需要患者积极主动参与。

孕期如何做好血糖监测

李女士今年 28 岁，怀孕已经 20 周。在她产检时，医生发现她体重增长过快，并且有糖尿病家族史。虽然李女士空腹血糖并不高，但医生还是建议她进行孕期血糖检查。结果发现李女士餐后血糖水平高于正常值，这提示她患有妊娠糖尿病。在医生的建议下，李女士调整了饮食，并进行适当的运动锻炼。一段时间后，李女士的血糖水平逐渐得到控制，体重增长也趋于稳定，为母婴健康提供了重要保障。

小课堂

1. 为什么孕期要重视血糖

妊娠期间（特别是妊娠后期），孕激素可能引起孕妇的胰岛素敏感性降低和胰岛素抵抗增加，容易导致血糖升高，发生妊娠糖尿病。其危害包括：

（1）导致巨大儿、新生儿低血糖、先天畸形等问题。良好的血糖控制可以显著降低这些风险，保护胎儿健康。

（2）增加母亲发生妊娠高血压、羊水过多、早产等并发症的风险，良好的血糖管理可以保护母亲孕期健康。

（3）增加母亲未来患 2 型糖尿病的风险。

2. 如何进行孕期血糖监测

（1）普通孕妇在建卡时检测空腹血糖，怀孕 24～28 周行口服葡萄糖耐量试验，怀孕 32～34 周再次检测空腹血糖。

（2）高危孕妇第 1 次产检检测空腹血糖，如血糖正常，应定期检测，必要时尽早行口服葡萄糖耐量试验。

（3）对于妊娠糖尿病或糖尿病合并妊娠患者，建议每周至少监测 1 天，每天至少监测 4 次，包括空腹、三餐后 2 小时血糖。而对于血糖控制不佳或使用胰岛素治疗的患者，应适当增加监测天数或次数，或进行动态血糖监测。

3. 孕期血糖控制目标是多少

（1）普通孕妇：空腹血糖 < 5.1 毫摩尔 / 升、餐后 1 小时血糖 < 10.0 毫摩尔 / 升、餐后 2 小时血糖 < 8.5 毫摩尔 / 升。

（2）已患有妊娠糖尿病或糖尿病合并妊娠的患者：空腹及餐前血糖 < 5.3 毫摩尔 / 升、餐后 1 小时血糖 < 7.8 毫摩尔 / 升或餐后 2 小时血糖 < 6.7 毫摩尔 / 升，避免夜间血糖 < 3.3 毫摩尔 / 升。

知识扩展

妊娠糖尿病的高危人群有哪些

（1）高龄：孕妇年龄越大，发生妊娠糖尿病的风险越高。

（2）肥胖或体重增长过快：孕前 BMI ≥ 25.0 千克 / 米^2 的孕妇，更易患妊娠糖尿病。此外，妊娠期体重过度增长也会导致妊娠糖尿病的发生风险增加。

（3）遗传：一级亲属中有糖尿病史是妊娠糖尿病的危险因素。

（4）病史：孕前诊断多囊卵巢综合征、既往有妊娠糖尿病病史、既往有妊娠期高血压病史、生产过 > 4 000 克的巨大儿、多次妊娠等均可增加妊娠糖尿病的风险。

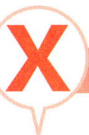

误区解读

妊娠期间发生高血糖的孕妇产后可以不用血糖监测

这种说法是错误的。妊娠期高血糖对母子两代人的影响不因妊娠终止而结束。患者需要在产后 4 ~ 12 周进行口服葡萄糖耐量试验评估糖代谢状态，若有异常尽早行生活方式干预或药物治疗。即使筛查结果正常者，每 1～3 年应再进行 1 次口服葡萄糖耐量试验筛查。

答案：1. C；2. C；3. ×

健康知识小擂台

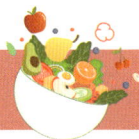

单选题：

1. 自我血糖监测的主要目的是（ ）

   A. 完全避免糖尿病并发症的发生

   B. 取代药物治疗

   C. 帮助患者了解血糖水平并调整生活方式

   D. 代替糖化血红蛋白检测

2. 以下关于测量指末血糖的操作正确的是（ ）

   A. 测量前无须清洗双手

   B. 用力挤压手指以获取足够的血样

   C. 在测量前用温水和肥皂清洗双手

   D. 最好使用第一滴血监测

判断题：

3. 手指尖是唯一可以进行血糖采血的部位。（ ）

家庭血糖监测
自测题
（答案见上页）

糖尿病
心理支持和
家庭护理

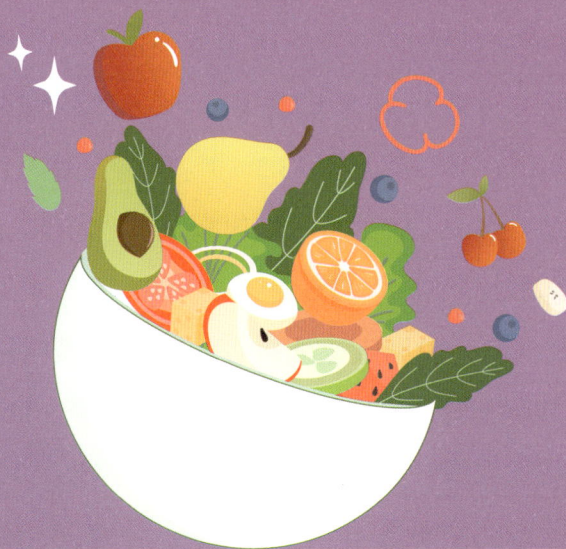

你并不是一座"孤岛"

李女士，公司职员，39岁，体型比较肥胖，平时喜欢和朋友聚餐，热衷于奶茶、各类甜点等食物。因某次公司体检查出空腹血糖偏高，进一步去医院内分泌代谢科就诊确诊糖尿病。由于对疾病知识缺乏正确了解，李女士经常陷入焦虑的状态，担心会影响自己的工作，别人对于自己年纪轻轻就得了糖尿病的看法，以及以后可能每天要打胰岛素等，甚至希望能通过网上宣传的一些"偏方"来治愈糖尿病。

小课堂

1. 糖尿病不是老年人的"专利"

《中国慢性病及危险因素监测报告（2018）》数据显示：我国成人糖尿病患病率为11.9%；其中，18～44岁以及45～59岁青、中年人群中，糖尿病的患病率已分别达到6.2%和16.1%，男性（18～44岁：7.4%；45～59岁：18.3%）高于女性（18～44岁：5.0%；45～59岁：13.9%）。因此，糖尿病并不是老年人的"专利"。

2. 我国居民糖尿病知晓率较低

《中国慢性病及危险因素监测报告（2018）》数据显示，我国居民的糖尿病知晓率较低，仅为38.0%，即平均十个患者中仅有四位知晓自己患有糖尿病。其中，18～44岁以及45～59岁青、中年人群中糖尿病知晓率低于老年人群，分别为23.4%、41.5%和

46.8%。因此，需要加强高危人群中的糖尿病筛查，以提高糖尿病知晓率。

3. 糖尿病自我管理教育和支持很重要

糖尿病是一种长期、进展性慢性病，受遗传、生理、环境和行为等因素的综合作用，患者在日常自我管理中常会面临多重挑战，需兼顾饮食管理、运动锻炼、口服用药、注射用药、监测血糖等，还会由于病耻感、血糖控制困难、胰岛素注射担忧及饮食管理困惑等而引起糖尿病困扰。因此，糖尿病患者一旦确诊即应接受糖尿病教育，使其充分认识糖尿病并掌握自我管理能力。此外，为了长期有效管理糖尿病，需为患者提供自我管理支持，以加强和维持患者通过健康教育取得的获益。综上所述，糖尿病自我管理教育和支持可通过临床、教育、社会心理和行为方面的照顾，促进患者不断掌握疾病管理所需的知识和技能。

知识扩展

2 型糖尿病高危人群应进行糖尿病筛查

根据《中国 2 型糖尿病防治指南（2024 版）》和《国家基层糖尿病防治管理指南（2022）》，2 型糖尿病高危人群应进行糖尿病筛查。具有下列任何一个及以上的糖尿病危险因素者，可视为 2 型糖尿病高危人群：①有糖尿病前期史；②年龄 ≥ 40 岁；③ BMI ≥ 24 千克 / 米 ^{2} 和 / 或向心性肥胖（男性腰围 ≥ 90 厘米，女性腰围 ≥ 85 厘米）；④一级亲属（父母、同胞、子女）有糖尿病史；⑤缺乏体力活动者；⑥有巨大儿分娩史或有妊娠糖尿病病史的女性；⑦有多囊卵巢综合征病史的女性；⑧有黑棘皮病者；⑨有高血压史，或正在接受降压治疗者；⑩ HDL-C ＜ 0.90 毫摩尔 / 升和 / 或 TG ＞ 2.22 毫摩尔 / 升，或正在接受调脂治疗者；⑪有动脉粥样硬化性心血管疾病史；⑫有类固醇类药物使用史；⑬长期接受抗精神病药物或抗抑郁药物治疗。

✗ 误区解读

体检时空腹血糖指标不高，肯定没得糖尿病

这种说法是错误的。目前，常规年度体检包含的血糖检测指标一般仅有空腹血糖检测。因此，居民往往仅根据该指标是否正常来判断自己是否可能患有糖尿病。根据《中国 2 型糖尿病防治指南（2024 版）》以及《国家基层糖尿病防治管理指南（2022）》，糖尿病的诊断需综合考虑有无典型糖尿病症状，以及"随机血糖、空腹血糖、口服葡萄糖耐量试验 2 小时血糖或糖化血红蛋白"检测，无典型糖尿病症状者如上述检测结果符合糖尿病诊断标准需改日复查确认。因此，不能仅根据一次体检的空腹血糖指标来判断是否得糖尿病。

同伴支持：从感动到心动，从心动到行动

柴阿姨，退休社区工作者，同时也是一位有 10 余年病程的糖尿病患者，经常热衷于协助居委会组织小区社团活动和志

愿者服务。在一次小区退休工人歌唱表演排练中认识了吴阿姨，一位刚诊断为 2 型糖尿病不久的新"糖友"，两人因"糖尿病"打开了话匣子。吴阿姨因需要注射胰岛素而感到十分困扰，于是请教了柴阿姨关于这方面的问题。柴阿姨将自己的经验和体会分享给了吴阿姨，并邀请吴阿姨参与社区糖尿病"同伴支持"小组活动。

小课堂

1. 什么是同伴支持

同伴支持指的是来自有相似慢性疾病生活经历的人的支持，经历过同样挑战的人对与这种疾病共存有着独特的视角和理解，而这些经验对其他在慢性疾病自我管理方面可能需要帮助的人来说非常珍贵。

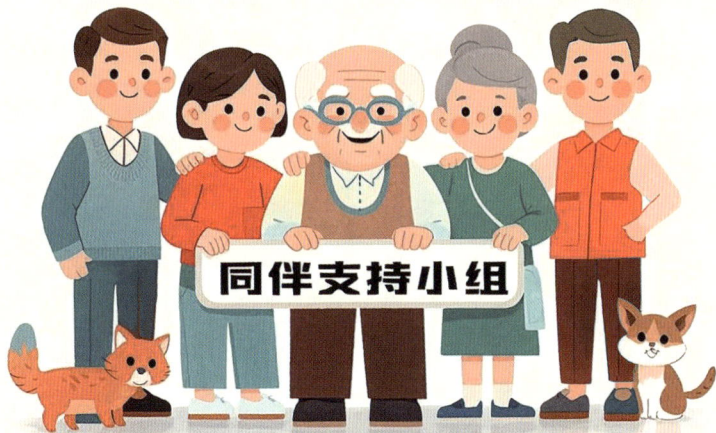

同伴支持小组

2. 同伴支持的作用和意义是什么

根据"社会生态模型"理论，个体自我控制能力（如自我管理行为），会受到个体层面的因素以及个体以外的环境因素的影响及相互作用。其中，同伴支持与家人、朋友支持共同作为社会支持层面的重要元素，可通过连接社会资源，为慢性疾病患者提供长期支持、鼓励、陪伴及参与式管理，对患者个体的心理、行为产生影响和支持，从而有助于促进患者的临床、心理、生活质量等指标的改善。

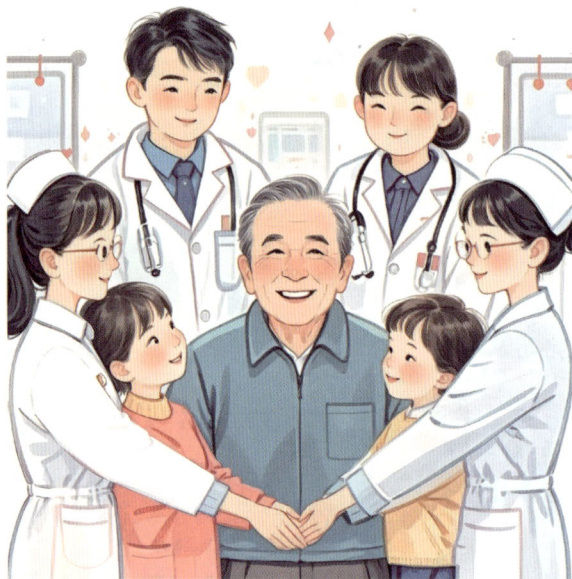

同伴支持的意义

3. 同伴支持的优势在哪里

糖尿病患者在日常生活中，常会因为不知如何开展饮食干预、难以坚持运动锻炼等各种原因而不愿意接受胰岛素治疗，如觉得外出携带不方便、怕打针怕疼、怕体重增加、因视力问题或手抖不方便注射、公共场合使用有思想负担、担心低血糖、怕产生胰岛素依赖等，从而影响自我管理。同伴支持则可通过"榜样作用""经验交流"等切身体会分享，帮助患者摒弃错误认知、建立信心，促进行为改变，落实日常自我管理。2007 年，世界卫生组织专家共识会上，来自 20 多个国家的专家对同伴支持的关键功能达成共识，包括提供日常管理支持、提供社会情感支持以鼓励行为改变 / 处理负面情绪、连接临床诊疗及社区资源的桥梁，提供慢性疾病管理长期支持。

知识扩展

同伴支持的由来和应用

在医学领域，同伴支持应用最先源自精神疾患及药物滥用等。现今，同伴支持模式已逐渐被应用于各种健康相关领域的自我管理支持，如戒酒、戒烟、戒除药物滥用、心血管疾病、糖尿病、艾滋病、母婴健康、精神疾患、哮喘、肿瘤、慢性阻塞性肺疾病、慢性疲劳综合征等。在慢性疾病中的应用以心血管疾病、糖尿病的防治管理为主。我国于 21 世纪初引入同伴支持理念，并逐渐拓展覆盖抑郁症、糖尿病、肿瘤（如乳腺癌等）、卒中患者康复、慢性阻塞性肺疾病等慢性疾病。

✗ 误区解读

患有糖尿病不需要自我管理，只需要出现不舒服症状的时候就诊吃药即可

这种说法是错误的。糖尿病是一种长期、进展性慢性病，患者的日常自我管理决策及行为对其健康状况影响重大，对于糖尿病的管理和并发症的发展负有不可推卸的重要责任。其中，同伴支持作为一种常用的行为医学干预策略，可以更好地为糖尿病患者提供长期支持、鼓励、陪伴及参与式管理，有助于患者更好地落实日常自我管理，改善健康指标。

家人陪伴也是良药

在一次由社区组织的"糖友"健康膳食活动中，社区工作人员邀请"糖友"分享自己的一日三餐安排，介绍日常"控糖"膳食经验，并设置了健康膳食制作和品尝环节，让参与活动的居民体验和了解有益于糖尿病患者日常管理的饮食模式。活动中，有一位王阿姨认真地聆听了各位"糖友"的菜谱介绍，积极参与了现场的健康膳食制作活动，并热情地分享了自己为患有糖尿病的先生准备的"控糖"三餐。在活动中，她表示非常高兴能有机会参与这样的小区活动，让自己学习到更多的糖尿病管理知识，能更好地支持她及家人的日常血糖管理。

小课堂

1. 家人的陪伴是糖尿病患者自我管理重要的支持来源

根据"自我管理与慢性病管理的三层级模型"理论，来自家庭和社会网络的支持对于加强慢性病患者的自我管理非常重要。研究显示，2 型糖尿病患者与其配偶之间存在健康行为相似性，并且配偶可能对患者自我管理的效果产生正面或负面影响。此外，家庭功能，包括家庭角色、沟通、家庭情感关系和解决问题的能力等，与 2 型糖尿病患者自我管理行为

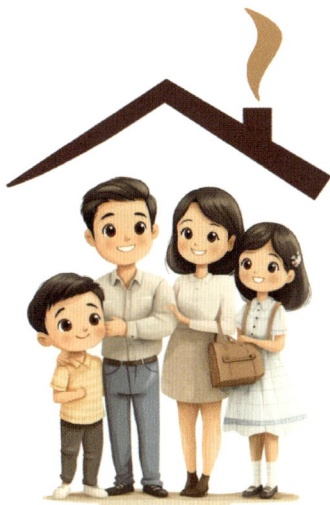

糖尿病的发现、预防和管理离不开家庭

你不是一个人在战斗

和血糖管理密切相关，并可对患者的生活质量、抑郁情绪、糖尿病困扰等社会心理学指标产生影响。因此，家人的陪伴作为影响个体自我管理和健康结局的社会支持层面重要元素之一，是糖尿病患者自我管理的重要支持来源。

2. 如何做好糖尿病患者的家庭支持

家中有糖尿病患者，可能会在日常生活中遇到一些挑战：既往的饮食习惯可能会因为糖尿病患者而需要作出适当调整；患者可能会因患有糖尿病而产生情绪上的波动，尤其是在血糖控制不佳期间；胰岛素日常注射有时需要家人的帮助；接受胰岛素治疗方案的患者若不按时饮食可能会出现低血糖，需要家人的及时关注；长期

的家庭问题可能会加剧患者的不良情绪和糖尿病病情等。因此，作为糖尿病患者的家人，应积极主动参与和学习糖尿病管理科普知识，协助糖尿病患者的日常自我管理，帮助患者减少疾病压力，参与健康行为改变，共同面对疾病管理的挑战。

知识扩展

家庭日常支持小知识点有哪些

作为糖尿病患者的家人可以通过一起参加社区糖尿病教育／同伴支持活动了解相关知识；关心和了解患者日常自我管理有哪些困难；帮助患者准备健康膳食，制订共同运动锻炼计划；学习和辨别低血糖症状，如糖尿病患者出现交感神经过度兴奋（心悸、焦虑、出汗、头晕、手抖、饥饿感等）或中枢神经系统症状（神志改变、认知障碍、抽搐和昏迷等）；协助患者做好血糖监测、按时就医、注射胰岛素等。当患者因糖尿病管理遇到困难而感觉情绪低落时，家人可与之多沟通，积极倾听患者的顾虑，协助其规律就诊，共同寻找可能的问题从而调整自我管理方案。

X 误区解读

家人对糖尿病管理相关知识的了解程度和态度对于糖尿病患者的自我管理不会产生影响

这种说法是错误的。研究显示，家属支持程度越高，糖尿病患者的自我管理行为（如血糖自我监测）以及糖尿病管理效果越好。

此外，患者也会依据家属对于治疗方案（如胰岛素治疗方案）的态度来决定是否愿意采纳医生推荐的治疗方案。因此，在糖尿病自我管理支持方面，要加强针对糖尿病患者家人的科普知识宣传，提升家庭层面的支持。

敞开心扉，抱团取暖

　　吴阿姨参加了糖尿病同伴支持小组活动——"快步走"。由长期坚持"快步走"锻炼的"糖友"分享了自己的健身经验和对血糖控制的影响，并带领组员在附近绿地开展了30分钟"快步走"，社区医务人员为各位组员在运动前后提供了免费血糖测试。此次小组活动让吴阿姨切身感受到了运动对于血糖控制的影响，并深受"糖友"分享的"运动有助于血糖控制"故事的启发，回家后开始每周坚持规律的运动。

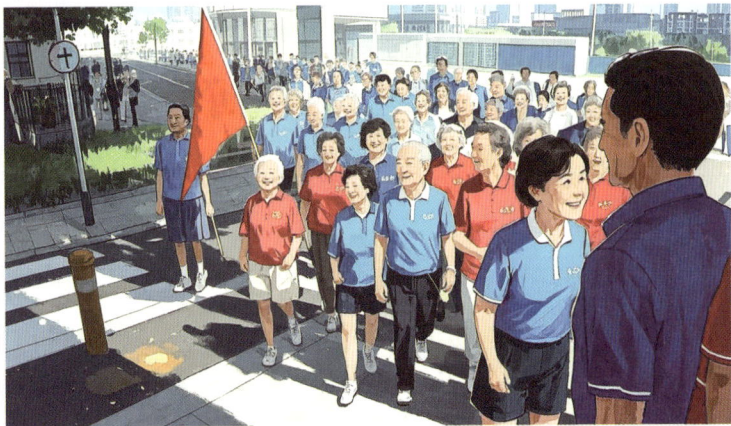

糖尿病同伴支持小组活动

小课堂

1. 糖尿病同伴支持骨干的职能是什么

同伴支持骨干，一般而言是经过系统培训的糖尿病患者。同伴支持骨干不仅仅是糖尿病教育者，更是糖尿病患者的合作伙伴，他们通过引导患者积极参与和落实糖尿病自我管理，从而帮助患者更好地控制疾病。同伴支持骨干与病友相处时更像朋友而不是老师，通过倾听、经验分享、解决问题、长期支持等来鼓励患友，帮助其为自己的健康负责，了解行为改变的渐进性并找到适合自己的糖尿病自我管理之道。优秀同伴支持骨干常见的特质包括有时间、值得信赖、乐于助人、善于倾听、能和他人建立良好关系、有同理心、有毅力等。

2. 如何开展同伴支持骨干培训

同伴支持骨干培训课程常由以下三部分构成：①同伴支持概况；②糖尿病防治知识；③同伴支持核心技能。

（1）同伴支持概况：主要介绍同伴支持的意义，同伴支持者的角色、功能及职责，成功的关键，个人隐私保护，以及同伴支持者与病友之间的界限等。

（2）糖尿病防治知识：培训主要包括糖尿病前期、糖尿病及相关并发症的防治知识。

（3）同伴支持核心技能：主要包括如何与病友建立真诚、值得信赖的互动关系；有效沟通技能，如经验分享和积极倾听；同伴支持小组带领技巧、小组活动方案；行为改变工具的使用，包括如何制订及有效实施糖尿病行动计划等。

培训的方式包括理论授课、经验分享、基于情境的角色扮演、头脑风暴、小组讨论、游戏化教学等。

知识扩展

如何在小组活动中运用糖尿病行动计划来促进患者行为的改变

在小组活动中，同伴支持骨干可以2~3人为一个小组，由组内成员进行经验分享，回忆过往曾尝试行为改变的一个经验（如学习一项新技能等），分享成功或失败的经验。之后，

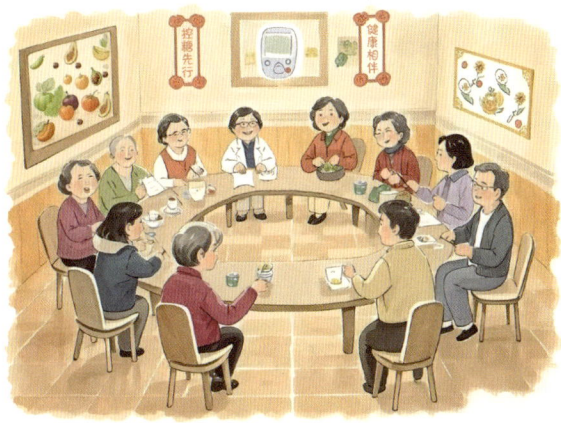

糖尿病行动计划

可在同伴支持骨干的指导下，协助组员制订糖尿病行动计划和解决阻碍行为改变的挑战。首先，制订行动计划，关键是协助"糖友"确定想改变的行为范畴（如合理用药、健康饮食、积极运动、情绪调节、血糖监测等），以及设定具体的目标（目标要具体、可量化）。其次，协助组员制订未来一段时期内行为改变的具体实施方案，以及可能预见的阻碍行为改变的挑战和应对策略。在下一次的小组活动中，可由同伴支持骨干协助组员复习行为改变实施情况，发现实施过程中的问题，进一步修改和调整行动计划的目标和实施方案。

糖尿病影响的是血糖，不会对患者的情绪产生影响

这种说法是错误的。研究显示，糖尿病患者抑郁症的患病率大约是非糖尿病患者的 2～3 倍。因此，需要全面考虑患者的生理 - 心理 - 社会因素，对患者进行综合管理。同伴支持者可以通过积极倾听和有效沟通来为糖尿病患者提供陪伴和心理支持，对于改善患者的心理健康有积极促进作用。

令人烦恼的腹部硬块

李大爷确诊糖尿病已经 20 年了，2 年前医生建议他进行皮下注射胰岛素治疗，用了胰岛素之后，最初血糖控制得还不错。最近几个月李大爷有了新的烦恼，不知道为什么肚子上一直打胰岛素的地方出现了两个硬块，有的时候还会痒，胰岛素打进去也比之前费力，拔出针头的时候还会有胰岛素药水出来，而且血糖也开始忽高忽低。去门诊看了医生，医生告诉李大爷这是皮下脂肪增生，血糖波动也和它有关系。李大爷有点搞不懂了，这个"皮下脂肪增生"到底是什么呢？

💡 小课堂

1. 什么是胰岛素注射相关皮下脂肪增生

胰岛素注射相关皮下脂肪增生是指胰岛素通过注射器或针头等

传统给药方式反复注射引起的常见局部反应，在病理生理学上表现为皮下脂肪细胞异常增大至正常脂肪细胞的 2～3 倍，可侵入临近的网状真皮层，吞噬脂滴、增殖或表现出其他代谢活性特征，出现脂肪组织肿胀和 / 或硬结，皮下正常的柔软、有波动感的脂肪组织变厚变硬、肿胀，出现橡皮样或瘢痕样改变，弹性较差。目前认为，皮下脂肪增生主要是由于注射至皮下组织的胰岛素作用于局部脂肪组织，发挥促合成作用所致。胰岛素注射相关皮下脂肪增生会导致注射部位胰岛素吸收减少，胰岛素日剂量增加，血糖波动大，糖化血红蛋白升高，由此增加医疗成本。

2. 如何诊断胰岛素注射相关皮下脂肪增生

临床上多依靠视诊和触诊进行皮下脂肪增生的诊断，经济且具有可操作性。

（1）视诊：皮下脂肪增生表现为皮肤凸起或丘状，无皮肤颜色改变及毛发分布变化，偶见一块有光泽或色素过度沉着区域或脱毛区域。用笔在皮下脂肪增生的中心做标记，以便触诊。

（2）触诊：将凝胶轻涂到注射区域，再用指尖触诊。皮下脂肪增生表现为正常柔软有弹性的皮下组织变成质韧、橡皮状或缺乏弹性的组织。可分两步触诊法进行检查，以便能够发现更小、更扁平的病变。第一步，对可疑部位加压，对比其与周围组织的厚度；第二步，在可疑位置及周围用手指反复横向、纵向掐捏感知，并做好标记。

较之于视诊和触诊，B 超检查更加客观、精准，已逐渐应用于皮下脂肪增生的临床诊断和科学研究中，被认为是皮下脂肪增生的更为可靠的诊断标准。

3. **胰岛素注射相关皮下脂肪增生的危险因素有哪些**

胰岛素注射相关皮下脂肪增生的危险因素包括重复使用注射针头、不规范轮换或未更改注射部位、胰岛素种类及注射次数、针头长度、胰岛素应用时间等因素。其中，不规范轮换或未更改注射部位、重复使用针头、针头长度等因素是较容易进行干预的。胰岛素种类及注射次数、胰岛素应用时间等因素可以根据患者个人情况适当进行调整。

4. **胰岛素注射相关皮下脂肪增生的预防措施有哪些**

应对皮下脂肪增生最有效的措施就是预防，可分为三级预防。

（1）一级预防是指对于尚未发生皮下脂肪增生的患者，要合理启动胰岛素治疗、选择合适的胰岛素种类、动态评估是否需要继续注射胰岛素、进行正确的注射技术培训（包括注射部位轮换及避免针头的重复使用）。

（2）二级预防是指对于已发生皮下脂肪增生的患者，医护人员要定期对注射部位进行检查，并增加检查频次，教会患者进行自我检查，避免注射到增生部位，并正确轮换注射部位，避免胰岛素剂量增多。

（3）三级预防是指当胰岛素注射由皮下脂肪增生区域转移至正常非增生区域时，注意根据血糖监测结果调整胰岛素剂量，尽量避免血糖波动、降低相关并发症的发生风险。

知识扩展

超声检查在诊断胰岛素相关皮下脂肪增生的作用是什么

对于无法通过触诊诊断的皮下脂肪增生，临床上通常采用超声检查，可选择手持超声扫描仪床旁操作。有学者认为，超声检查是诊断皮下脂肪增生的"金标准"，但需要注意皮下脂肪增生与皮下血肿、水肿的区分。

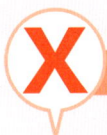

X 误区解读

偶尔几次针头反复使用没什么关系

研究发现，反复使用注射针头会增加皮下脂肪增生的风险。使用次数越多，发生皮下脂肪增生的概率越高。每支针头使用 1 次，皮下脂肪增生的发生率仅为 20.3%；反复使用 2～3 次，发生率为51.2%；反复使用 4 次及以上，皮下脂肪增生发生率可达到 75%；如果直到胰岛素笔芯用完后才更换针头，则 100% 发生皮下脂肪增生。

胰岛素怎么打，大有讲究

刘先生，22 岁，半个月前因感冒而发热，经治疗有好转，但相继出现明显多饮、多食、多尿且无力症状，未予重视。近 3 天，脐周痛，恶心呕吐，不思饮食，查：尿糖（＋＋＋），尿酮体（＋＋），随机血糖 17.9 毫摩尔/升，血酮 1.0

毫摩尔 / 升，入院予补液消酮对症支持治疗，并予胰岛素强化降糖，治疗 1 周后血糖控制达标。出院后需要继续使用胰岛素，但刘先生从未自己打过胰岛素，对此有些焦虑，胰岛素到底应该怎么打呢？

小课堂

1. 胰岛素注射装置有哪些

目前，主要的胰岛素注射装置包括胰岛素注射笔（胰岛素笔或特充装置）、胰岛素注射器及胰岛素泵。在选择胰岛素注射装置时，应综合考虑患者的个人需求、实际情况和各种注射装置的优缺点，进行个体化选择。

胰岛素注射笔是使用最为广泛的胰岛素注射装置，由笔芯架、笔身、剂量按钮组成，分为胰岛素预填充注射笔和笔芯可更换的胰岛素注射笔。

2. 胰岛素注射笔注射有哪些要点

（1）规范注射 9 步骤：注射前洗手、核对胰岛素类型及注射剂量、安装胰岛素笔芯（特充装置无须安装）、预混胰岛素（需充分混匀）、安装胰岛素注射笔针头后排尽芯内空气并将剂量旋至所需刻度、检查注射部位及消毒、根据胰岛素注射笔针头的长度明确是否捏皮注射；注射完毕后，针头至少停留 10 秒再拔出，注射完成后立即旋上外针帽，将针头从注射笔上取下，套上外针帽后，丢弃在加盖的锐器盒中。

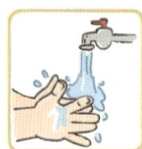

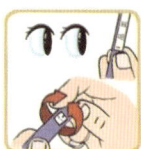

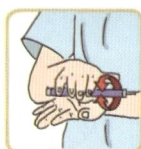

| 注射前洗手 | 核对胰岛素
类型及剂量 | 安装笔芯 | 预混胰岛素
（需充分混匀） | 安装针头
排气
调剂量 |

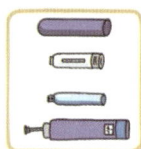

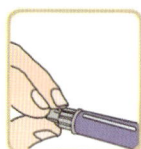

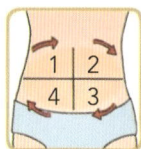

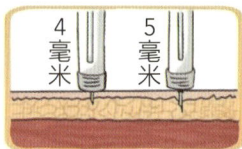

| 检查注射部
位及消毒 | 根据针头长度判断
是否捏皮注射 | 针头至少停留
10秒再拔出 | 针头丢弃于
锐器盒内 |

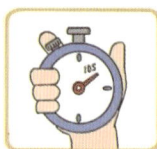

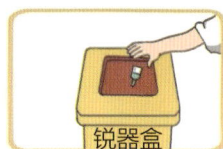

胰岛素规范注射 9 步骤

（2）混匀的方法：在使用混悬胰岛素（如中效胰岛素和预混胰岛素）之前，应将胰岛素水平滚动和上下翻动各 10 次，使瓶内药液充分混匀，直至胰岛素转变成均匀的云雾状白色液体。

（3）选择合适长度的针头：选择针头长度需个体化，需考虑接受胰岛素笔注射患者的体形、胰岛素类型和生理特点。针头越短，安全性越高，通常耐受性更好。4 毫米针头肌内（或皮内）注射风险极小，是成人和儿童最安全的注射笔用针头，不分年龄、性别和 BMI。

（4）是否需要捏皮：垂直进针注射，使用 4 毫米的针头时，成人和儿童均不需要捏皮；使用 5 毫米的针头时，成人和正常及肥胖儿童不需要捏皮，消瘦儿童需要捏皮，选择 6 毫米针头时正常及肥胖成人不需要捏皮，儿童及消瘦成人需要捏皮。

（5）正确的捏皮方法：捏起皮肤是为了使注射部位皮下组织

深度变深，防止注射到肌肉。捏皮的正确手法是用拇指、食指和中指轻轻提捏皮肤，形成一个皮肤的褶皱；如果用整只手来提捏皮肤，有可能将肌肉及皮下组织一同捏起，导致肌内注射；捏皮时一定不要力度过大，避免导致皮肤发白或疼痛。

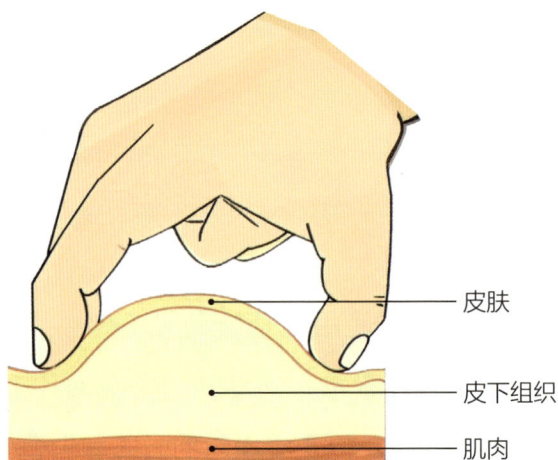

皮肤

皮下组织

肌肉

正确的捏皮方式

（6）胰岛素注射部位的选择：胰岛素注射的部位宜选择具备良好的可操作性、皮下脂肪丰富且无较多神经、血管分布的腹部、上臂、大腿、臀部进行注射，胰岛素在不同部位吸收速度存在差异，吸收速度快慢不一，腹部＞上臂＞大腿＞臀部。注射时避开皮下脂肪增生、炎症、水肿、溃疡或感染部位。一旦发现注射部位疼痛、凹陷、硬结等现象，应立即停止该部位注射，直至症状消失。

上臂：外侧

臀部：外上侧

腹部：耻骨联合以上约1厘米，最低肋缘以下约1厘米，脐周2.5厘米以外的双侧腹部

大腿：前侧和外侧

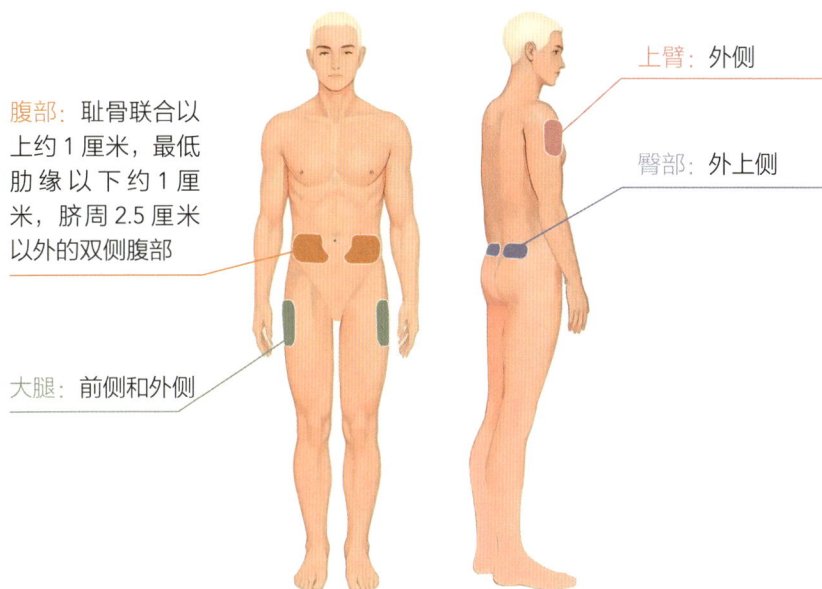

胰岛素注射部位的选择

（7）胰岛素注射部位的轮换方法：腹部注射部位可分为四个等分区域、大腿和臀部可分为两个等分区域，每周使用一个等分区域并始终按顺时针方向轮换。在任何一个等分区域内注射时，连续两次注射应间隔至少1厘米（或大约一个成人手指的宽度）的方式进行系统性轮换，以避免重复组织创伤。

知识扩展

1. 胰岛素注射针头为什么需要每次更换

（1）避免感染：重复使用针头可能会引起局部感染，因为使用过的针头可能会有细菌滋生。

（2）保证剂量准确性：针头在使用后可能会发生变形或堵塞，这会影响注射剂量的准确性，从而影响血糖控制效果。

（3）减少疼痛和组织损伤：重复使用针头会导致针头表面润滑层脱落、针尖钝化，增加注射时的疼痛感和组织损伤。

（4）防止针头断裂：多次重复使用针头可能会使针头"疲劳"，增加针头折断的风险。

（5）避免皮下组织硬化：长期在同一个部位使用同一个针头，可能会导致皮下组织硬化，形成硬结，影响胰岛素的吸收。

2. 打胰岛素会变胖

打胰岛素是会变胖的。胰岛素的作用是把血液中的葡萄糖转运至组织细胞中加以利用。一方面，可以降低血糖；另一方面，以葡萄糖作为原料，合成糖原，及转化为脂肪酸，合成脂肪，还有促进蛋白质合成的功能。简单来说，胰岛素就是体内促进合成的物质，因此胰岛素绝对缺乏时患者会表现为体重下降，而使用胰岛素治疗的患者相应的会出现体重增加。一些患者在使用胰岛素控制血糖后，可能会因为血糖得到较好控制而放松对饮食的控制，导致热量摄入过多，这也是引起肥胖的一个重要原因。

为了避免注射胰岛素后体重增加，应该掌握以下原则。

（1）严格控制饮食、增加体力活动量是避免体重增加最主要的手段。

（2）联合使用有减重并且可以增加胰岛素敏感性的降糖药物如二甲双胍，以减少胰岛素用量。

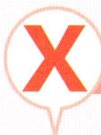

✗ 误区解读

注射胰岛素意味着糖尿病病情恶化，或者之前疾病的治疗是失败的

这种说法是错误的。对于 1 型糖尿病患者来说，首选胰岛素治疗。对于新诊断 2 型糖尿病患者，使用胰岛素来辅助口服降糖药物改善血糖控制是血糖管理的一部分，是为了达到良好的血糖控制目标，所以接受胰岛素治疗并不意味着治疗失败。

如何正确储存胰岛素

张先生患 2 型糖尿病 5 年了，使用胰岛素治疗也有 1 年了，由于工作需要，出差特别频繁，常抱怨胰岛素携带储存不便，经常漏带胰岛素，导致血糖控制不好，门诊随访时，宣教护士小李发现张先生不了解胰岛素储存及携带的正确方法，那胰岛素该怎么正确储存及携带呢？

💡 小课堂

1. 胰岛素的储存为何至关重要呢

胰岛素是一种蛋白质生物制剂，而蛋白质的稳定性易受各种因素如温度、光照情况和振动等的影响。因此，必须时刻关注可能缩短胰岛素有效期或者降低药效的各种因素，其中最主要的因素之一是温度。在低于 0 摄氏度的条件下，胰岛素的活性会遭到破坏；一旦温度超过 25 摄氏度，胰岛素的活性会降低。因此，保存胰岛素时，应避免极端的温度条件。

2. 未开封的胰岛素如何储存

（1）未开封的胰岛素应放在冰箱冷藏，储存温度 2 ~ 8 摄氏度。储存时勿靠近制冷室或制冷元件，也勿紧贴冰箱内壁，避免冰冻。

（2）胰岛素一旦冷冻，即使解冻也不可再使用。

（3）冷藏室不同位置的温度也是不同的，一般冷藏室下面比上面温度低，靠近里面深处的地方比靠近冰箱门边的地方温度低。冷藏室可配备温度计，监控胰岛素储存区温度保持在 2 ~ 8 摄氏度。

（4）不要将胰岛素放置在冰箱门架上的置物盒内，经常开关冰箱门会导致胰岛素频繁晃动，在剧烈振荡下，胰岛素分子结构会断裂，导致药效丧失。

3. 已开封的胰岛素如何储存

（1）已开封的胰岛素或胰岛素笔芯可在不超过 25 摄氏度的室温下存放；保存时间一般为 4 周，但也有保存 6 周的（具体类型应参照药品说明书要求保存）。

（2）室温保存时注意要避免阳光直射。开启时建议标明开启时间。

（3）如果室温超过 30 摄氏度，已开启的胰岛素也应储存在冰箱冷藏室中。（由于注射温度较低的胰岛素会诱发疼痛和不适感，应在注射前使其回暖，如可在手掌间滚动，也可使用时提前 30 分钟左右取出）。

（4）室温下（不高于 25 摄氏度）保存时，注意不要放在电器附近（如电视上方、电脑边）、车内等可能会变热的地方。

（5）每次注射胰岛素后，必须卸下针头，否则当温度发生变化时就会有药液从针头漏出。

4. 外出旅行或出差时胰岛素如何保存

（1）很多"糖友"出门时会选择坐飞机，坐飞机时要随身携带，不要托运胰岛素。因为在剧烈震动的情况下，胰岛素结构会被破坏，导致药效丧失；而且飞机在高空飞行时，行李舱温度会在0摄氏度以下，胰岛素会因温度过低而失效。

（2）如果选择汽车、火车等交通工具，未开封的胰岛素最好保存在一个便携式器具（冰箱、冰袋、冷却袋等）中或自备保温杯。但要注意的是，胰岛素不要直接贴着冰袋，最好用毛巾等包裹放置。不能把装胰岛素的包放在汽车散热器或者后备箱中。到达目的地后，应尽快放入冰箱2～8摄氏度冷藏室内。

（3）正在使用的胰岛素就可以在常温下携带和保存，但到气候炎热（超过30摄氏度）的地区时，还是应将其储存在冷却袋中携带，到达目的地后及时放入冰箱2～8摄氏度冷藏室内，不要放在高于30摄氏度的地方。目前，市场上作为胰岛素保存的便携产品有：车载小冰箱、冰袋、胰岛素冷藏盒、胰岛素冷藏杯、胰岛素冷藏包（袋）。

知识扩展

乘坐飞机可以携带胰岛素吗

首先乘坐飞机是可以携带胰岛素以及注射装置的，根据《关于调整旅客随身携带液态物品和打火机火柴乘坐民航飞机管制措施的公告》，糖尿病或其他疾病患者，可携带乘机旅途必需的液态药品，但需出示有本人名字的医院证明或者医生处方，患者可提前至医院开具以备不时之需。但是乘机禁止携带酒精消毒剂以及酒精棉片，如果需要，可向机组成员寻求帮助。

✕ 误区解读

开封后的胰岛素可以室温储存

这种说法不完全正确。多数已开封的胰岛素可在阴凉避光处室温保存，一般可保存 28 天。也有一些胰岛素开封后仍可以置于冰箱 2～8 摄氏度冷藏。使用胰岛素过程中，应避免频繁从冰箱中取放，温度波动可使笔芯中产生气泡，影响胰岛素剂量的准确性，也容易造成漏液。值得注意的是，开封后的胰岛素亦不能在高温处放置，在 30～50 摄氏度时，各种胰岛素都会部分失效；而且日光直射和振动也会影响胰岛素的疗效。如发生冻结、沉淀、凝块或色泽变黄，不能继续使用。

糖尿病足——你要足够重视

朱大爷，65 岁，血糖升高 10 余年，间断服用降糖药物，平时不监测血糖。20 天前发现左足水疱，未重视，自行处理后伤口出现肿胀疼痛伴有分泌物并有恶臭，来医院就诊，测随机血糖 19.6 毫摩尔 / 升，需要进一步行糖尿病相关并发症检查。朱大爷是发生了"老烂脚"吗？

💡 **小课堂** ●

1. 什么是糖尿病足

糖尿病足是指糖尿病患者因血糖控制不佳而引起的下肢神经和 / 或血管病变，导致足部发生感染、溃疡或深层组织的破坏。全球约 15% 的糖尿病患者为糖尿病足的高危人群，5% 正在经历着糖尿病足的痛苦，而糖尿病足溃疡和截肢更是导致患者生活质量下降、过早死亡的主要原因之一。中国目前糖尿病人数庞大，糖尿病足高危或确诊人数以百万计。

2. 如何降低糖尿病足的发生风险

（1）控制血糖：血糖控制是预防糖尿病足的第一步。良好的血糖控制可以减少足部并发症的发生，延缓神经病变和血管病变的进展。

（2）每日检查双脚：每天检查双脚是早期发现糖尿病足的关键。检查有无伤口、水疱、割伤、红肿、感染等异常情况，可以使用镜子或者请家人帮助检查难以看到的部位并及时处理。

（3）保持足部清洁：每天用温水和中性的肥皂清洗双脚，特别注意趾缝间的清洁，不要过分浸泡，大约 15～20 分钟。洗脚时的水温要合适，低于 37 摄氏度为宜。洗后轻轻擦干，尤其是趾缝间的水分，保持足部干燥清洁。

（4）穿着合适的鞋袜：选择宽软布鞋，避免过紧、尖头、高跟的鞋子。穿着吸汗的棉质袜子，避免袜子过紧或有破洞，减少足下受力点，减轻足底局部压力。

（5）定期修剪趾甲：趾甲应平直修剪，避免剪得过深，以免造成甲沟炎。

（6）注意足部保暖：保持足部温暖，但也不宜使用热水袋、电热器等物品直接保暖足部，以防烫伤。

（7）避免赤脚行走：赤脚容易受伤，应避免在粗糙或尖锐的地面上行走。

（8）定期进行足部检查：至少每年进行一次足部检查，由专业医生评估足部健康状况，及时发现并处理潜在问题。

（9）饮食与运动：保持健康的饮食习惯，多吃蔬菜和富含纤维的食物，控制糖分和脂肪的摄入。适量运动，如散步、游泳或骑自行车，增强足部肌肉，改善血液循环。

（10）戒烟限酒：吸烟和饮酒都会影响血糖控制和血液供应。

通过这些简单的自我保健措施，我们可以大大降低糖尿病足的风险，保护我们的双脚免受伤害。记住，预防永远比治疗更重要。让我们从今天开始，关注足部健康，享受健康的生活吧！

知识扩展

1. 目前糖尿病足常见的外科治疗方法有哪些

糖尿病足的外科治疗方法包括多种手术技术和治疗策略，旨在改善患者的足部溃疡、感染和血管问题。这些治疗方法的选择依赖于患者的具体病情、足部溃疡的严重程度、感染情况，以及患者的整体健康状况。以下是一些常见的外科治疗方法。

（1）手术治疗：包括截肢手术、介入手术、激光血管成形术、外周动脉支架安放术、血管内超声消融术、动脉溶栓等。

（2）局部治疗：包括局部清创换药、重建血运、修复创面和减压等，这些治疗有助于促进糖尿病足溃疡的愈合。

（3）新兴清创技术：包括超声清创、蛆虫生物清创、酶促清创和自溶清创等，这些技术有助于更有效地清理感染和坏死组织，促进伤口愈合。

（4）细胞疗法：最新的治疗方法之一，包括使用干细胞等细胞技术来促进足部组织的修复和再生。

（5）脊髓电刺激治疗：这是一种较新的治疗方法，通过刺激脊髓来改善糖尿病足的神经功能和减少疼痛。

（6）抗生素治疗：在存在感染的情况下，使用抗生素治疗是必要的，尤其是在有威胁肢体的感染时，需要使用广谱抗生素。

2. 糖尿病足如何分级

Wagner 分级是目前临床应用广泛的方法。包括：

0 级：有发生足溃疡的危险因素，目前无溃疡。

1 级：足部表浅溃疡，无感染征象。

2 级：较深溃疡，常合并软组织感染，无骨髓炎或深部脓肿。

3 级：深度感染，有脓肿伴骨质受累（X 线下可见）。

4 级：局限性坏疽（如趾、足跟等）。

5 级：全足坏疽。

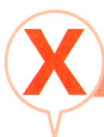 误区解读

只有"烂脚"才是糖尿病足

这种说法是错误的。糖尿病足的临床表现包括：下肢血管病变

（脚发凉、怕冷，皮肤苍白或青紫、水肿等症状；小腿抽筋、疼痛，伤口经久难愈）、神经病变（麻木、灼热、针刺感或正常感觉消失），以及足部畸形继发的各种损伤（拇外翻、爪形趾、鸡眼、胼胝等）。

"糖友"居家皮肤护理

　　王伯伯是"老糖友"了，患糖尿病的 20 年里，他一直很注重自我管理，定期到医院抽血检查，遵医嘱服药，定期监测血糖，血糖一直都很平稳。最近，他有了新的烦恼，他的小腿皮肤出现了一个个红色的皮疹，还有点痒，刚开始没有太重视，后面红色的疹子不见了，变成了一个个褐色的斑点，很长时间都不消退。出去散步的时候他和隔壁老李说起这个烦恼，老李说他是糖尿病足，严重了要截肢的。王伯伯很担心，赶快到医院，医生和他说不要担心，这是"糖友"们很容易出现的皮肤病变之一——胫前色素斑，王伯伯这才放心下来。那么，"糖友"们容易出现的皮肤病变都有哪些呢？平时在家要注意哪些问题呢？

小课堂

1. 糖尿病患者容易出现哪些皮肤病变

　　糖尿病患者可能会出现多种皮肤病变，这些病变通常与血糖控制不良有关，并且可能对患者的生活质量产生影响。以下是一些常见的糖尿病皮肤病变。

（1）皮肤瘙痒：高血糖可能导致皮肤干燥和神经刺激，引起瘙痒。

（2）皮肤感染：包括真菌感染（如手癣、脚癣、甲癣、股癣、体癣）和细菌感染（如疖肿、毛囊炎、脓疱病、痈）。

（3）糖尿病性皮疹（胫前色素斑）：在小腿胫前出现红斑、丘疹，随后可能出现鳞屑和色素沉着。

（4）丹毒样红斑：在小腿胫前或足背出现鲜红斑，类似丹毒，但不伴有发热或白细胞增高。

（5）糖尿病性水疱病：在四肢肢端突然出现水疱，疱壁紧张且透明，通常无痛感，可自愈。

（6）糖尿病性黄瘤病：在膝、肘、背部或臀部出现成群的黄色丘疹。

（7）黑棘皮病：在颈后、腋下、腹股沟等皮肤皱褶部位出现局部皮肤发黑、变厚。

（8）皮肤干燥和皲裂：高血糖导致皮肤脱水和微循环障碍。

2. 糖尿病患者在日常生活中应如何护理皮肤以减少皮肤病变的风险

（1）保持皮肤清洁：每天清洗皮肤，使用温水和温和的无皂清洁剂，避免使用刺激性强的肥皂或化学物质。

（2）保持皮肤湿润：使用保湿霜或乳液来防止皮肤干燥，特别是在洗澡后。

（3）避免水温过热：洗澡和泡脚时使用温水，避免使用过热的水，因为热水可能会导致皮肤干燥和瘙痒。

（4）适当保湿：在寒冷或干燥的季节，使用加湿器保持室内适当的湿度，并确保充足的水分摄入。

（5）避免抓伤皮肤：不要抓挠瘙痒的皮肤，以免造成破损和感染。

（6）足部护理：定期检查足部，穿着合适的鞋子和袜子，避免赤脚走路，预防足部受伤和感染。

（7）定期检查皮肤：检查皮肤是否有异常变化，如红斑、疹子或溃疡，并及时就医。

（8）定期翻身：对于长期卧床的患者，需要定时改变体位，以减少压力性溃疡的风险。

（9）戒烟限酒：避免吸烟和过量饮酒，这些行为可能会损害血管和皮肤健康。

知识扩展

糖尿病患者在饮食上应该注意哪些因素以帮助皮肤健康

（1）均衡饮食：确保饮食中包含足够的蛋白质、维生素和矿物质，以维持皮肤健康。

（2）高纤维食物：多吃富含纤维的食物，如全谷物、蔬菜和水果，有助于控制血糖水平，预防皮肤病变。

（3）适量碳水化合物：选择低 GI 的食物，如全谷物和豆类，有助于避免血糖急剧波动，从而减少对皮肤的影响。

（4）少油少盐：摄入健康的不饱和脂肪，如鱼、坚果和橄榄油，可以帮助保持皮肤滋润和弹性。减少盐分摄入，以降低高血压的风险（高血压可能加剧皮肤问题）。

（5）保持水分：充足的水分摄入有助于维持皮肤的水分和健康。

（6）避免过敏原：如果对某些食物过敏，应避免摄入，因为过敏反应可能会加重皮肤问题。

（7）避免饮酒：饮酒可能会加重皮肤干燥和瘙痒，应限制或避免饮酒。

X 误区解读

糖尿病患者一旦皮肤破溃就不会愈合

不是的。糖尿病患者的皮肤破溃确实可能比一般人更难愈合。这是因为高血糖会影响血液循环和神经功能，导致身体对感染的抵抗力下降，使得伤口愈合过程变得缓慢。糖尿病患者应该尽量避免皮肤受损，一旦出现破溃，应及时就医，采取适当的治疗措施以促进愈合并防止并发症的发生。

糖尿病也有可能"摘帽"

刘先生几个月前刚确诊为 2 型糖尿病，目前正通过服用药物配合饮食与运动干预控制血糖。他体形比较肥胖，腰围 90 多厘米，正在使用二甲双胍治疗。主诊医生评估后认为他的胰岛功能较好。最近几天，刘先生在电视科普节目中看到有内分泌科医生谈糖尿病治疗，提到可以把糖尿病的"帽子"摘掉，这是可以达到的吗？哪些患者可以达成呢？

1. 什么是糖尿病缓解

糖尿病缓解是指在无降糖药物治疗的情况下，血糖仍可处于达标状态或正常状态。其标准是在停用降糖药物或单纯生活方式干预至少 3 个月后，糖化血红蛋白 < 6.5%；但在有些情况下，如存在血红蛋白变异、疾病影响红细胞生存时间，以及糖化血红蛋白检测方法不规范等，糖化血红蛋白不能反映真实血糖水平，可以用空腹血糖 < 7.0 毫摩尔 / 升或通过 CGM 估算的糖化血红蛋白 < 6.5%，作为糖尿病缓解的替代标准。在确定处于糖尿病缓解状态后，仍需要每 3 个月或 6 个月复查上述指标。

2. 糖尿病缓解要排除以下几种特殊情况

（1）首先需要排除特殊类型糖尿病，包括一些内分泌系统疾病，如皮质醇增多症、生长激素瘤、胰高血糖素瘤，以及一些遗传因素导致的糖尿病，这些疾病需要针对相关病因进行治疗方能使糖尿病得到缓解。

（2）排除自身免疫导致的糖尿病，这类患者的胰岛 β 细胞因遭受持续的自身免疫攻击而被破坏，导致胰岛功能进行性下降，且超重和肥胖患者比例较低。暂无证据表明在该人群中糖尿病可以缓解。

（3）排除 2 型糖尿病患者中病程较长、并发症较为严重、胰岛功能较差者。在该人群中尚无临床证据表明糖尿病可以缓解。

3. 达成糖尿病缓解的方法有哪些

（1）强化生活方式干预：是促成 2 型糖尿病缓解的基本方案，

包括饮食营养治疗如低碳水化合物饮食等、运动干预、饮食营养联合运动治疗。

（2）减重药物：奥利司他短暂使用（12～24周）可作为BMI ≥ 27千克/米^{2}合并2型糖尿病达成缓解的辅助方法。

（3）非胰岛素降糖药物：对于糖化血红蛋白不达标且强化生活方式干预措施不能有效落实的2型糖尿病患者，短期（8～12周）辅助应用能够减重的非胰岛素降糖药物，如GLP-1受体激动剂等，有助于缓解2型糖尿病。

（4）胰岛素：对于糖化血红蛋白≥ 10%，空腹血糖≥ 11.1毫摩尔/升，辅助应用短期（< 2周）早期胰岛素强化治疗，有助于缓解2型糖尿病。

（5）代谢手术：对于BMI ≥ 32.5千克/米^{2}的2型糖尿病患者，如非手术治疗措施不能显著减重和改善代谢紊乱，可考虑采用代谢手术缓解2型糖尿病。

知识扩展

促成2型糖尿病缓解的机制有哪些

（1）纠正胰岛 β 细胞去分化：新诊断及病程5年以内的2型糖尿病患者胰腺中尚留存一些处于静息或去分化状态的非功能性 β 细胞，不分泌胰岛素。若能纠正肥胖、胰岛素抵抗等与胰岛 β 细胞去分化相关的因素，可使其分化为成熟的胰岛 β 细胞，恢复胰岛素分泌能力。

（2）纠正胰岛素抵抗：2型糖尿病早期，高血糖促进胰岛 β 细胞代偿性分泌更多胰岛素，以维持血糖正常，但随着病程进展，胰岛 β 细胞功能受损，导致 2 型糖尿病恶化。纠正胰岛素抵抗能显著改善胰岛 β 细胞功能。

（3）纠正肥胖：减重是缓解与超重或肥胖相关 2 型糖尿病的核心，体重改善与患者胰岛素抵抗的降低，血糖、血脂代谢、高血压的改善相关。减重还能减少胰脏、肝脏中的脂肪堆积，缓解脂肪肝和脂肪胰，脂肪胰的缓解对维持胰岛 β 功能有一定积极意义。

X 误区解读

2 型糖尿病缓解是一劳永逸的

这个说法是错误的。2 型糖尿病缓解后，即使导致缓解的措施仍被保持，仍有部分患者的血糖水平可以再次升高到需要采用降糖药物控制的水平。因此，在确定处于糖尿病缓解状态后，仍需要每 3 个月或 6 个月复查糖化血红蛋白等相关指标。

答案：1. C；2. C；3. ×

健康知识小擂台

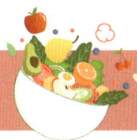

单选题：

1. 以下关于胰岛素注射，说法不正确的是（　　）

    A. 在胰岛素注射前需要先洗手

    B. 预混胰岛素使用前需摇匀

    C. 注射前不需要检查注射部位的皮肤

    D. 捏皮的正确手法是用拇指、食指和中指提起皮肤

2. 糖尿病患者在选择鞋子时，应该选择（　　）

    A. 高跟鞋　　　　　　　　B. 尖头鞋

    C. 宽软布鞋　　　　　　　D. 紧身鞋

判断题：

3. 糖尿病患者皮肤出现皮疹不必在意，短期就会愈合。

    （　　）

糖尿病心理支
持和家庭护理
自测题

（答案见上页）

糖尿病治疗
新技术

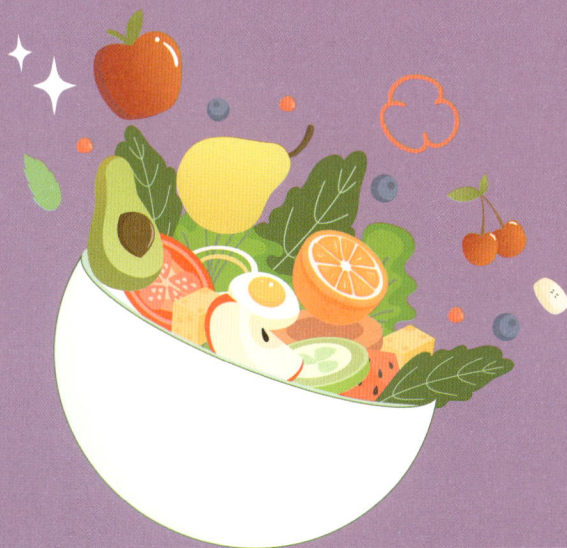

糖尿病也能开刀治疗

李先生患 2 型糖尿病快 10 年了，一直吃药控制血糖。因为体型比较肥胖，腰围已经 110 厘米了，得联合三种降糖药才能控制住血糖。前几天电视上"名医大会诊"栏目请了几个内分泌科的医生讲糖尿病防治，其中提到近些年来临床上有个"代谢手术"的新技术，可以治疗肥胖型的 2 型糖尿病，这是真的吗？难道 2 型糖尿病能像胆囊炎、阑尾炎那样开刀治疗？

💡 小课堂

1. 什么是代谢手术

代谢手术，主要是指一类用于糖尿病、肥胖症等代谢疾病治疗的外科手术。这类手术最初是为了治疗严重肥胖而设计的，但随后的研究发现，它对改善甚至治愈 2 型糖尿病具有显著效果。

2. 代谢手术为什么能治疗糖尿病

代谢手术通过多种机制影响患者的代谢状态，从而改善，甚至有时候能够治愈糖尿病。以下是几个关键的作用机制。

（1）减少食物摄入与吸收：代谢手术，如胃转流或袖状胃切除术，通过缩小胃容量或改变食物的消化路径，减少食物的摄入和吸收，减少患者的总热量摄入量，有助于体重减轻，体重减轻本身就能显著改善血糖控制。

（2）激素水平的改变：手术后，肠道激素的水平发生变化，特别是那些影响饥饿感和饱腹感的激素。例如，GLP-1 的水平增高，GLP-1 可以刺激胰岛素的释放、增加饱腹感等。

（3）肠道微生物的变化：肠道微生物在调节代谢健康方面扮演重要角色。肥胖者的肠道微生物群落的"多样性"和"丰富性"通常比正常体重者差。代谢手术后，许多患者的肠道菌群多样性会得到改善。另外，肠道菌群可以发酵不易消化的食物残渣，产生短链脂肪酸（如丁酸、丙酸和乙酸）。这些短链脂肪酸对于维持肠道健康、调节免疫系统，以及影响宿主的能量代谢非常重要。

3. **目前代谢手术有哪些常用的术式**

代谢手术经过不断发展，出现了很多术式，目前临床上开展最多的是以下 2 种。

（1）胃袖状切除术：切除约 80% 的胃，留下"袖管"样的长管状胃通道，食物摄取受限。手术不改变人体消化道结构，不产生营养物质缺乏，操作相对简单，并发症发病率及再次手术率是所有代谢手术中最低的。目前认为，此手术是中重度肥胖伴 2 型糖尿病患者的首选术式。

（2）胃旁路术：这一术式旷置了远端胃大部、十二指肠和部分空肠，既限制胃容量又减少营养吸收，使肠 - 胰岛轴功能恢复正常。该术式操作较为复杂、创伤大，并发症发生率高，术后需监测与补充营养物质。用于 2 型糖尿病病程相对较长需要减重更多的患者。

知识扩展

哪些 2 型糖尿病患者比较适合采用代谢手术

根据《中国肥胖及代谢疾病外科治疗指南（2024 版）》建议，以下 2 型糖尿病患者适合采用代谢手术。

（1）BMI 高：对于亚洲人群，通常适合接受手术的糖尿病患者 BMI 大于 32.5 千克 / 米^2，建议当 BMI 超过 27.5 千克 / 米^2 时就可以考虑手术。

（2）糖尿病控制不佳：那些通过传统方法（如饮食、运动和药物治疗）难以控制血糖水平的患者，可能会从代谢手术中获益。

（3）年龄因素：虽然年龄不是绝对限制因素，但通常建议手术对象应在 18 ~ 65 岁。老年人如果身体条件允许，也可以考虑手术。

在考虑代谢手术是否适合某个糖尿病患者时，重要的是要进行全面评估，包括病史、并发症、以往治疗反应和患者的整体健康状况。此外，手术后的长期跟踪和管理对于维持手术效果和患者健康同样重要。因此，这些决定应当由患者与其医疗团队共同作出，以确保选择最适合患者个体需求的治疗方案。

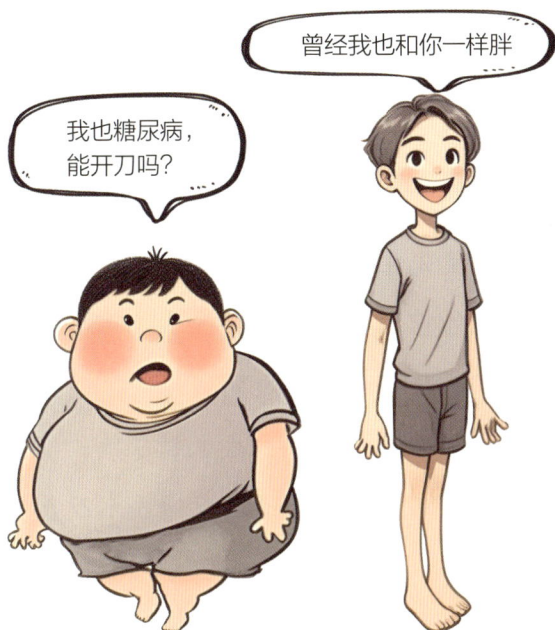

哪些 2 型糖尿病患者比较适合采用代谢手术

✗ 误区解读

代谢手术就是吸脂术

代谢手术不是吸脂术。吸脂术是一种美容手术，通过外科手段从身体特定部位（如腹部、大腿、臀部等）去除局部脂肪堆积。吸脂术的主要目的是改善体形和外观，对整体体重的影响有限，通常不会改善糖尿病或其他与肥胖相关的健康状况。

我也是糖尿病患者，能开刀吗

李先生和黄先生都是 2 型糖尿病患者。李先生因药物控制效果不佳，且体重超标，决定接受代谢手术。手术后，李先生的血糖水平显著改善，体重也明显下降。黄先生看到李先生的成功经历，十分心动。他想：我也糖尿病，能开刀吗？是不是现在所有的糖尿病患者都能通过代谢手术改善健康水平？

💡 **小课堂**

代谢手术的健康益处有哪些

（1）血糖控制：代谢手术通常能够提高胰岛素的敏感性，使身体更有效地利用胰岛素。手术后，患者的血糖水平通常会显著降低，部分患者甚至可以停止使用降糖药物。

（2）体重减轻：代谢手术可以导致显著且长期的体重减轻，减轻肥胖负担。此外，还可以改善或缓解肥胖相关的并发症，如高血压、脂肪肝等。

（3）代谢改善：手术后，患者的血脂和血压水平通常会改善，从而降低心血管疾病的风险。

除了上述益处之外，代谢手术还有提高心理健康、提高体力活动能力、改善生育问题、降低长期医疗成本等健康益处。通过了解这些健康益处，患者和医疗提供者可以更好地评估代谢手术的价值和适用性，从而作出更明智的治疗决策。

🎓 知识扩展

代谢手术不适合哪些人群

代谢手术虽然有显著的健康益处，但并非所有糖尿病患者都适合。以下是代谢手术的主要禁忌证。

（1）滥用药物或酒精成瘾或有难以控制的精神疾病的患者，以及对代谢手术风险、益处、预期后果缺乏理解能力的患者。

（2）明确诊断为 1 型糖尿病的患者。

（3）胰岛 β 细胞功能已基本丧失的 2 型糖尿病患者。

（4）妊娠糖尿病及其他特殊类型的糖尿病。

（5）合并出凝血异常疾病、心肺功能无法耐受手术等手术禁忌证者。

（6）BMI ＜ 25 千克 / 米^2。

代谢手术的另一面

李先生是一名 2 型糖尿病患者，最近接受了代谢手术来改善他的健康状况。手术后，他的体重显著下降，血糖也得到了良好的控制。然而，几个月后，李先生开始感到疲倦、头晕，并出现了贫血的症状。担心健康的李先生去医院进行了详细检查。医生告诉他，这是因为手术后他没有注意到营养的摄入，导致了营养不良和贫血。经过一段时间的治疗和调整，李先生的症状得到了有效缓解。

💡 **小课堂**

1. 代谢手术会出现哪些营养并发症

代谢手术虽然能有效改善 2 型糖尿病和肥胖问题，但也可能引发一些营养并发症。以下是一些常见的营养并发症及其原因和症状。

（1）缺铁性贫血：手术导致胃酸减少和小肠吸收铁的部位改变，影响铁的吸收。贫血的患者可能会出现疲倦、头晕、脸色苍白、心悸、活动后呼吸短促等症状。

（2）维生素 B_{12} 缺乏：手术改变了胃部和小肠的结构，减少了维生素 B_{12} 的吸收。维生素 B_{12} 缺乏不仅会导致贫血，出现以上贫血的症状，还可能出现神经系统问题，例如手脚麻木和刺痛。

（3）钙和维生素 D 缺乏：手术改变了吸收钙和维生素 D 的肠段，导致吸收减少。患者可能会出现骨质疏松、骨痛、肌肉无力，增加骨折风险。

（4）蛋白质缺乏：手术后进食量减少，如果不注意蛋白质摄入，可能导致蛋白质摄取不足。患者可能会出现肌肉无力、浮肿、免疫功能下降、伤口愈合缓慢的情况。

2. 如何预防和管理这些代谢手术的营养并发症

（1）定期补充维生素和矿物质：根据医生建议，口服或静脉补充所需的营养素，如铁、维生素 B_{12}、钙和维生素 D。

（2）饮食管理：选择富含营养的食物，确保均衡饮食，特别注意摄入富含蛋白质、铁、钙和维生素的食物，如瘦肉、鱼类、乳制品、绿叶蔬菜等食品。

（3）定期监测：定期进行血液检查，监测营养水平和身体健康状况。及时发现并纠正潜在的营养缺乏问题。

（4）专业指导：与营养师和医生保持沟通，获取专业的营养建议和指导。根据个人情况，及时调整营养补充方案和饮食计划。

知识扩展

代谢手术除了会引起营养并发症，还可能存在哪些术后并发症

术后近期、远期并发症是代谢手术治疗 2 型糖尿病不可忽视的问题。

（1）近期并发症

1）消化道瘘：主要由于血供不足、缝合不严密、局部感染等因素引起。患者可能表现为心率加快、腹痛、发热、呼吸急促和全身不适。

2）出血：可发生在胃和小肠的连接处、消化道其他部位或腹腔内。症状包括呕血、血便、黑便或柏油样便。

3）静脉血栓栓塞：中度肥胖且术前缺乏运动的患者，术后容易发生静脉血栓栓塞，表现为腿部疼痛、肿胀或呼吸困难。

4）肠梗阻：术后肠道可能因扭曲缠绕或瘢痕组织堵塞，导致严重腹痛、恶心和呕吐，梗阻可能在术后数周至数年内发生。

（2）远期并发症：除了营养并发症，还包括如下。

1）倾倒综合征：食物快速进入小肠，导致胰岛素分泌过多，进食后可能出现头晕、心悸、出汗等低血糖症状。建议少食多餐，

避免高糖高脂饮食。

2）胆结石：体重快速减轻可能导致胆结石。术前已有胆囊结石者建议行胆囊切除术；无结石者术后可应用熊去氧胆酸预防。

3）胃食管反流：与消化道结构改变和食管下括约肌张力降低有关，表现为胃灼热、反酸。

通过了解和预防这些术后并发症，患者可以更好地应对术后恢复，确保手术效果和长期健康。

X 误区解读

代谢手术后都会出现并发症

代谢手术目前是治疗重度肥胖最有效并且持久的方式。虽然代谢手术有可能引发一些并发症，但并不是所有患者都会经历这些问题。这是由于每个患者的身体状况和手术反应都有所不同，并且现代医学已经发展出许多有效的手术技术和术后护理方法，可以大大降低并发症的发生率。通过严格的术前评估、精确的手术操作和科学的术后护理，许多并发症是可以预防和管理的。因此，不应因担心并发症而拒绝考虑代谢手术。通过科学管理，可以显著降低并发症风险，帮助患者实现更好的健康改善。

代谢手术≠一劳永逸

张女士患 2 型糖尿病 10 余年了，一直以药物控制血糖。张女士体形肥胖，腰围 100 多厘米，平时需每日注射胰岛素，服用多种降糖药物才能控制住血糖，频繁用药让她非常困扰。最近的电视节目上，内分泌科医生科普了糖尿病的防治方法，其中提到近年临床上有个"代谢手术"，对肥胖 2 型糖尿病疗效良好。看过节目后，张女士想，接受代谢手术后，是否能获持久、稳定的治疗效果？

小课堂

1. 代谢手术的术后管理包括哪些内容

2 型糖尿病患者在代谢手术后需在包括内分泌、营养、外科等多学科团队协助下，监测血糖、代谢相关指标、糖尿病相关并发症、手术并发症，并接受节育和妊娠、精神心理和饮食等方面的管理。

2. 代谢手术后哪些与糖尿病相关的项目和指标需要随访

代谢手术后需要定期随访的项目包括血糖、体重、血压、血脂，以及糖尿病远期并发症如视网膜病变、神经病变、血管病变、肾脏病变等。

需要随访的指标包括空腹与餐后 2 小时血糖、糖化血红蛋白、体重、BMI、腰围、血压、血脂、眼底摄片、肌电图、颈动脉超声、肾功能、尿微量白蛋白 / 尿肌酐比值等。

3. 代谢手术后各项指标的随访频率是怎样

空腹血糖、餐后 2 小时血糖和体重，在术后第 1、3、6 和 12 个月随访，随后每年随访；糖化血红蛋白术后 6 个月随访 1 次，随后每年随访；血压、血脂、肾功能、尿微量白蛋白 / 尿肌酐在术后 1、6 和 12 个月随访，随后每年随访；糖尿病并发症相关检查术后每年开展 1 次，如术前已存在糖尿病并发症，应酌情缩短随访间隔。

知识扩展

1. 代谢术后营养管理的建议

（1）每日摄入足够水分，建议 ≥ 2 000 毫升。

（2）每日摄入足量蛋白质，建议为每天 60 ~ 80 克，尤其应摄入来自鱼虾、鸡鸭、猪牛羊、蛋、奶（低脂或脱脂）的蛋白质。术后早期进食流质为主时，可补充乳清蛋白粉。

（3）补充足量维生素和微量元素，推荐每日补充维生素 D 3 000U，钙 1 200 ~ 1 500 毫克，铁元素 150 ~ 200 毫克、叶酸 400 微克、维生素 B_{12} 1 000 毫克，以及其他微量元素。

2. 代谢术后的饮食禁忌

避免食用浓缩的甜食，包括饮料、点心；避免食用油炸和不易消化的食物；避免在进餐时首先喝汤喝水，导致蛋白质、碳水化合物摄入过少，造成营养不良，可在两餐之间或餐后 45 分钟再摄入汤水；避免在 1 年内进食过冷冰水、过度辛辣食物，以及咖啡、茶类、酒精等刺激性食物。须长期给予低脂低糖饮食，并确保每日食物营养均衡。

糖尿病内镜下的治疗——"管"用

陈女士今年 40 岁，患 2 型糖尿病 5 年了，一直口服降糖药物治疗。然而，她不仅血糖控制欠佳，而且体型肥胖，腰围达到 105 厘米。她听说"代谢手术"可以治疗肥胖型的 2 型糖尿病，但她不想开刀手术，还有其他的治疗方法吗？

💡 小课堂

1. 什么是十二指肠空肠套管

十二指肠空肠套管（DJBS）是一种非手术的医疗装置，用于治疗肥胖和 2 型糖尿病。它通过在内镜下放置一个特制的套管于十二指肠中，改变食物的流向和营养物质的吸收路径，从而达到减肥和控制血糖的目的。

十二指肠空肠套管的设计模仿了胃转流手术/胃旁路手术（RYGB）的原理。它由一个镍钛锚固件和氟聚合物制成的不渗透套管组成，长度约为 60 厘米。这个套管覆盖了全部十二指肠，并延伸至空肠近端。当食物进入胃部后，它会通过这个套管直接进入空肠近端，而胰液和胆汁则在套管和肠壁之间流动，最终在空肠中与食糜混合。

十二指肠空肠套管的临床有效性和安全性已经通过研究得到证

实，它对 2 型糖尿病肥胖患者的体重、血糖和糖化血红蛋白有显著改善作用。此外，十二指肠空肠套管还能改善患者的肝纤维化，阻止其至逆转 2 型糖尿病患者以及非糖尿病患者非酒精性脂肪肝的进展。

然而十二指肠空肠套管的治疗效果可能因人而异，且可能伴随一定的风险和并发症。因此，尽管十二指肠空肠套管在治疗肥胖和 2 型糖尿病方面显示出了积极的效果，医生仍需根据患者的具体身体情况、需求和治疗目标来决定是否适用此种治疗方法，并密切监测治疗过程中的效果和安全性。

2. 十二指肠空肠套管为什么能治疗糖尿病

十二指肠空肠套管能够治疗 2 型糖尿病的原因在于它改变了食物的消化吸收路径，从而影响了身体的代谢过程。具体来说，十二指肠空肠套管的作用机制包括以下几点。

（1）营养物质分流：十二指肠空肠套管通过在十二指肠中放置一个套管，使得来自胃内的食物直接进入空肠，而胆汁和胰液则在套管外流动，直到与食物在空肠远端混合。这种"分流"减少了食物在小肠近端的消化吸收，从而降低了糖分的摄入量。

（2）肠促胰岛素效应：十二指肠空肠套管可能通过影响肠促胰岛素激素的分泌来发挥作用，特别是它可能增加了 GLP-1 的分泌，这是一种促进胰岛素分泌、抑制胰岛 β 细胞凋亡、减缓胃肠道运动和增加饱腹感的激素。

（3）肝脏葡萄糖输出减少：营养物质绕过近端小肠可能导致胰高血糖素水平降低，引起肝脏葡萄糖输出减少（糖异生减少，肝糖原分解减少），从而有助于降低血糖水平。

3. **什么样的患者比较适合采用十二指肠空肠套管**

（1）肥胖症患者：特别是对于那些传统减肥方法（如饮食控制、运动等）效果不佳的患者，十二指肠空肠套管可以作为一种替代的治疗选择。

（2）2型糖尿病患者：对于那些药物治疗血糖控制不理想的2型糖尿病患者，十二指肠空肠套管可以提供额外的治疗效果，尤其是在改善血糖水平方面。

（3）寻求可逆治疗方法的患者：十二指肠空肠套管是一种可逆的治疗方式，对于不愿意或不适合进行传统代谢手术（如胃旁路手术）的患者，十二指肠空肠套管提供了一种侵入性较小的选择。

（4）有传统代谢手术并发症风险的患者：对于那些可能无法承受传统代谢手术风险的患者，十二指肠空肠套管因为其较低的侵入性和并发症风险，可能是一个更安全的选择。

此外，治疗后的长期跟踪和管理对于维持治疗效果和患者健康同样重要。

4. **什么样的患者禁忌采用十二指肠空肠套管**

十二指肠空肠套管治疗的禁忌证包括以下几种情况。

（1）孕妇：由于可能对胎儿造成影响，孕妇不适宜接受此种治疗。

（2）有抗凝需求的患者：抗凝药物使用者可能因为手术而增加出血风险。

（3）凝血功能障碍病史：凝血功能障碍可能会增加手术风险。

（4）未控制的胃食管反流疾病、消化性溃疡、炎症性肠病病史：如胃溃疡、克罗恩病或溃疡性结肠炎等的患者，因为十二指肠空肠套管植入可能加重患者原有消化道疾病的病情。

（5）胰腺炎：存在胰腺炎病史的患者不适合进行十二指肠空肠套管治疗。

（6）植入时已知感染：如果患者在植入时有已知的感染，可能会增加并发症的风险。

（7）有症状的冠状动脉疾病或肺功能障碍：这些疾病可能会因为手术而加重。

（8）1型糖尿病。

（9）精神疾病：有严重的精神疾病或食物成瘾的患者。

知识扩展

十二指肠空肠套管有哪些风险和并发症

十二指肠空肠套管是一种相对较新的医疗装置，用于治疗肥胖和2型糖尿病。虽然它被认为是一种侵入性较小的治疗方式，但像所有医疗操作一样，它也有潜在的风险和并发症。以下是一些可能的风险和并发症。

（1）装置相关并发症：包括装置迁移、破损或需要早期移除的其他情况。这可能需要额外的内镜手术来解决。

（2）消化系统并发症：可能包括恶心、呕吐、腹泻、胃肠道炎症或梗阻等。

（3）营养不良：由于食物吸收路径的改变，患者可能会经历营养不良，特别是在不遵循医嘱进行适当营养补充的情况下。

（4）内镜手术风险：包括出血、感染或在极少数情况下可能的穿孔。

（5）肝脏并发症：有报道指出，一些患者在接受十二指肠空肠套管治疗后出现了肝脓肿，这是一种严重的并发症，可能与上行性胆管炎和十二指肠穿孔有关。

（6）急性胰腺炎和胆囊炎：这些是较为严重的并发症，可能需要紧急医疗干预。

值得注意的是，并发症的发生率随着治疗时间的延长可能会增加。因此，在考虑十二指肠空肠套管作为治疗选项时，患者和医生需要仔细权衡其潜在的好处和风险。所有的医疗决策都应该在充分了解了所有可用信息后，由患者和医疗专业人员共同作出。

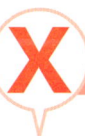

✕ 误区解读

1. 十二指肠空肠套管是一种简单无风险的减肥方法

这种说法是错误的。十二指肠空肠套管是一种简单且风险低的减肥手段，虽然它相比传统手术侵入性小，但仍然是一种医疗操作，需要在专业医疗人员的指导下进行，并且可能伴随一定的风险和并发症。

2. 十二指肠空肠套管可以永久保持体重减轻

这种说法是错误的。一些患者可能期望通过十二指肠空肠套管永久保持体重减轻。实际上，十二指肠空肠套管的效果可能随时间而减弱，患者需要继续维持健康的饮食和生活方式来保持体重减轻的效果。

3. 十二指肠空肠套管适用于所有肥胖和 2 型糖尿病患者

这种说法是错误的。并非所有的肥胖和 2 型糖尿病患者都适合接受十二指肠空肠套管治疗，医生会根据患者的具体情况来评估是否适合进行此项治疗。

4. 十二指肠空肠套管治疗无须后续管理

这种说法是错误的。接受十二指肠空肠套管治疗的患者仍然需要定期的医疗随访和监测，以确保装置处于正确位置并功能正常，同时评估治疗效果和及时处理可能出现的并发症。

5. 十二指肠空肠套管是一种完全可逆的治疗方法

这种说法是错误的。虽然十二指肠空肠套管是一种可逆的治疗方式，但移除装置可能需要额外的内镜手术，并且在某些情况下，装置的移除可能会有一定的风险。

胃里放个球，减肥不用愁

通过学习，陈女士了解到了十二指肠空肠套管这种可以治疗肥胖和 2 型糖尿病的方法，但她仍希望进一步了解除了"代谢手术"和十二指肠空肠套管外，是否还有其他有效的非手术治疗方法可供选择？

小课堂

1. 什么是胃内水球减肥术

胃内水球减肥术，也称为胃内水球治疗，是一种非手术的减肥方法。这种治疗方法是将一个硅胶水球通过内窥镜放置到胃中，然后在水球内注入生理盐水，使其膨胀。这样做可以减少胃的容量，帮助产生饱腹感，从而控制食欲和食物摄入量。胃内水球是临时性的，通常在 6 个月后需要取出。这个过程不需要进行外科手术，但在放置和取出水球时可能需要镇静或局部麻醉。

胃内水球减肥术的减重效果因人而异，一项发表在《柳叶刀》上的研究显示，患者在接受胃内可调节球囊治疗 32 周后，体重平均降低了 15%；在另一项研究中，患者在 6 个月内的减重平均率为 12.5%。需要注意的是，这些数据是平均值，个人的减重效果可能会因为多种因素（如初始体重、遵循治疗计划的程度、生活方式的改变等）而有所不同。此外，胃内水球是一种辅助减肥的工具，为了维持减重效果，患者在水球取出后需要继续保持健康的饮食习惯和适当的运动。

胃内水球减肥术还对糖尿病患者的血糖控制有积极影响。手术后，由于食物摄入量的减少，身体对胰岛素的需求降低，这有助于改善胰岛素抵抗。此外，减肥本身也能改善胰岛素敏感性，进一步有助于血糖控制。但是，具体的降糖效果会因个人情况而异。

2. 胃内水球减肥术为什么能减肥和降糖

胃内水球减肥术帮助减肥的关键的作用机制如下。

（1）膨胀的水球可以填满胃部的一部分空间，从而诱发饱腹感，帮助控制食欲和减少食物摄入量。当胃部的空间被水球占据后，患者在进食时会更快感到饱，因此总体上会摄入更少的食物和热量。减少的热量摄入如果低于身体的日常能量消耗，就会导致体重下降。

（2）胃内水球手术还可调节肠促胰岛素（如 GLP-1 受体激动剂），改善胰岛素抵抗，这不仅有助于减肥，还对糖尿病患者的病情有明显的缓解作用。

3. 哪些患者比较适合采用胃内水球减肥术

（1）BMI 28.0～37.5 千克／米^2，即被医学界认定为肥胖，但还没有达到极度肥胖标准的人群。

（2）存在肥胖相关并发症：如果患者 BMI 24.0～28.0 千克／米^2，并且有严重的肥胖相关并发症，如心脏疾病、糖尿病、睡眠呼吸暂停等，也可能被考虑进行此手术。

（3）患者的年龄应在 18～65 岁。

（4）患者在尝试过严格的饮食控制和运动疗法后仍未能有效减重。

4. 哪些患者不能采用胃内水球减肥术

以下是一些不适宜使用胃内水球治疗的患者类型。

（1）胃肠道疾病：患有活动性胃肠道溃疡、慢性胃炎、胃或十二指肠梗阻等胃肠道疾病的患者。

（2）胃手术史：有胃部手术史，特别是影响胃结构和功能的手术的患者。

（3）食管疾病：患有食管疾病，如食管炎、食管裂孔疝等的患者。

（4）凝血功能障碍：有凝血功能障碍或正在服用抗凝药物的患者。

（5）心脏病患者：患有严重心脏病，不能承受内镜手术风险的患者。

（6）精神疾病：有严重的精神疾病或食物成瘾的患者。

（7）怀孕或哺乳期女性：怀孕或哺乳期的女性也不适宜进行此项治疗。

因此，患者在考虑此种治疗方法前应与医生充分讨论，评估其适用性和潜在风险。

知识扩展

胃内水球减肥术有哪些风险和并发症

胃内水球减肥术是一种非手术的减重方法，但与所有医疗操作一样，也有一些潜在的风险和并发症。

（1）胃黏膜损伤：水球对胃内黏膜有压迫作用，可能引起黏膜的糜烂、溃烂，甚至腐蚀胃。

（2）水球破裂：在罕见的情况下，水球可能会破裂，如果破裂的水球进入小肠，可能会引起肠阻塞（肠梗阻），这是一个紧急情况，会危及患者生命安全。

（3）恶心和呕吐：患者可能会在手术后的前几天内经历恶心和呕吐，这通常是暂时的，但在一些情况下可能会持续较长时间。

（4）体重反弹：手术半年后，需要将水球取出，取出后如果患者的饮食量增加，体重可能会出现反弹。

✗ 误区解读

1. 胃内水球减肥术可以提供永久性的减重效果

这种说法是错误的。胃内水球是临时性的，通常在 6 个月后需要取出，而且如果患者在取出水球后不继续保持健康的饮食和运动习惯，体重可能会反弹。

2. 胃内水球减肥术适合所有肥胖患者

这种说法是错误的。并非所有肥胖患者都适合使用胃内水球。这种治疗通常推荐给 BMI 28.0～37.5 千克 / 米² 的患者，尤其是那些通过饮食和运动改变效果不佳的人。

3. 胃内水球减肥术无风险和副作用

这种说法是错误的。虽然胃内水球减肥术相对于其他侵入性手术风险较低，但它仍然有潜在的风险和副作用，如恶心、呕吐、胃痛，以及在极少数情况下可能发生的水球破裂或胃穿孔。

4. 胃内水球减肥术之后不需要后续管理

这种说法是错误的。为了达到最佳的减重效果和避免并发症，患者需要定期进行医学随访，并在医生的指导下进行饮食和生活方式的调整。

在考虑进行胃内水球减肥术之前，医生会根据患者的具体情况来评估手术的适用性，患者应与医生充分讨论这些潜在风险和并发症，以减少并管理这些风

胃内水球减肥术

险。患者应设定合理的期望，胃内水球手术只是一种辅助工具，而不是一种独立的解决方案。最重要的是，任何减重手术都需要患者在手术后改变生活方式和饮食习惯，以实现最佳的长期效果。

答案：1. B；2. B；3. ×

健康知识小擂台

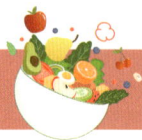

单选题：

1. 以下关于代谢手术的观点正确的是（ ）

    A. 手术以后，再也不用控制饮食了

    B. 特别肥胖的 2 型糖尿病患者，手术获益往往较大

    C. 等胰岛功能不好、吃药效果不好的时候再考虑手术
    不迟

    D. 代谢手术只是减肥，对糖尿病并发症无效

2. 以下不属于代谢手术的适应证的是（   ）

    A. BMI 高于 32.5 千克 / 米^2

    B. 严重心肺功能不全

    C. 药物控制效果不佳

    D. 肥胖相关并发症显著

判断题：

3. 代谢手术后所有患者都会出现并发症。
    （   ）

糖尿病治疗新
技术自测题

（答案见上页）